導讀

Foreword

最早在公元前一千年的印度教經典奧義書中首先說明能量通道 —— 經脈（nāḍi），但是並沒有提到心理能量、脈輪理論。脈輪理論的形成一直到中世紀前(大約八世紀)，提出四個或更多的脈輪，分別出現在印度教和佛教文獻中。佛教文本中說明引入，作為內部能量中心的層次結構中，僅提及四個脈輪(地水火風)，而後來的印度教文獻陸續增加脈輪數量的說明。

脈輪是中世紀印度傳統的生理和心理中心的深奧信仰，認為人類生活同時存在於兩個平行的維度中，一個是「身體」，另一個是「心理、情感、心智、非身體」，因此被稱為「微妙的身體」。這種微妙的身體是能量，而物理身體是質量。心理平面或精神平面對應於身體平面並與人體平面相互作用，並且信念認為身體和心靈相互影響。微妙的身體由被稱為脈輪的精神能量節點連接的nāḍi（經絡能量通道）組成。主要脈輪的數量在各種傳統之間有所不同，這種信仰、信念發展到中世紀，成為更廣泛的闡述，其中一些派別甚至闡述說明，整個微妙體有88,000個脈輪。但比較常見的通常注重在四個到七個脈輪的練習。

我們都知道脈輪是一種能量，被過去不同的修行者所透視，它以圓周運動的形式旋轉著，因此被稱為「脈輪」。重要的是要意識到，脈輪位於體內但不是物質身體的組織。也就是說，它們是非物理性的、不見的、無可觸摸的實體。

中世紀後的脈輪體系認為它是能源中心：

宇宙中的一切都是由能量組成的，包括我們在內，我們體內有成千上萬的能量通道Nadi，將能量分配到我們的每個部位，在任何能量通道相交的地方，都有一個脈輪，因此在我們整個身體中當然會有成百上千個脈輪。

阿育吠陀說明我們每個人都具有貫穿脊柱的三個主要能量通道，其中一個中脈是沿著脊椎上下循環，另外兩個左脈、右脈沿著脊椎縱橫交錯，在

左、右脈這兩個交叉處，產生一個主要脈輪，能量渦流在此處盤旋後再接著循環全身。因為這些脈輪是不可見的能量，所以對於其中一些脈輪的確切位置在不同瑜珈派系中也存在一些分歧。

　　脈輪是幾千年來，許多修行者在深度冥想中"看到"了這些脈輪，這解釋了為什麼在確切位置上存在分歧，以及為什麼一種傳統與另一種傳統的顏色略有不同。

　　從上述脈輪的發展歷史而言，似乎印度傳統的脈輪系統與生理解剖的腺體之間沒有直接關聯。現在我們所熟知的脈輪論述，是來自西方和東方文化的結合，現代脈輪文本都開始強調了，每個主要脈輪與內分泌和神經系統以及器官之間的聯繫。

註：根據Patricia　Mercier在《脈輪聖經》中的說法，由兩位西方人開始發展出7個主要脈輪與神經叢、內分泌腺和器官的關聯。Leadbeater是最早研究西方脈輪系統的人之一，而研究神秘學的神學家Alice Bailey則在20世紀初開始概述脈輪與人體生物學之間的關聯。

　　但是，這些位置分歧的差異，並沒有否定脈輪本身存在的重要性，脈輪在身體中與神經系統和內分泌系統，以及每個脈輪周圍的肌肉有關，因此它們會影響我們的身體健康，它們還以更微妙的方式影響著我們的身心活力、感知覺察自己的能力，感知彼此以及世界的方式；它們影響我們的情感和記憶，我們的直覺和我們的智力。

　　出於本文的目的，讓我們先仔細研究脈輪和內分泌系統之間的聯繫。總體而言，內分泌系統的腺體負責在身體的生理機制中，產生調節和分配激素。激素釋放到血液中，在機體成熟，代謝營養和生理功能中負責著關鍵作用。從表面上看，內分泌系統似乎很複雜。但是，當您將其分解成各個部分功能解釋時，我們可以輕易理解到身體的不同腺體，如何從影響生理到影響心理情緒。

脈輪也是心身疾病形成中的重要環節：

　　首先必須說，脈輪的練習先要有阿育吠陀對身體結構的基本認識。身體、情緒體、能量體、靈魂體等，是阿育吠陀在不同層次的「身體」定義。身心靈的互相影響，物質能量重的會強力牽引物質能量較輕，也就是當身體不適時(生病時)，會影響情緒和心靈，身(身體) →心(情緒)→靈(心靈)，而身體體能

良好的人，相對而言生理上的物質性較低，那麼我們就更容易藉由智慧的提升進而影響情緒，且將身體帶向更健康的方向發展。

那麼物質性重的身體，譬如生病的身體，或是精神功能障礙的人(需要每天服用藥物維持身體運作的人)，要如何發展肉眼看不見、摸不著的脈輪能量呢？如果您想在身體層面上進行脈輪癒合工作，內分泌腺體是重要的改善參考依據，不同腺體牽動了脈輪的能量本質與身體的生理和生理功能之間的聯繫。

對照古典阿育吠陀和現代醫學，古典阿育吠陀沒有將腺體分別具體分析功能，而是以三個體素(Dosha，分別為Vata風型、Pitta火型、Kapha水型)來說明每個人的體質是獨一無二的，每個人的綜合內分泌都有不同，而三體素在不同人體內分別和個人意識、業力(日常的作息、飲食習慣、人格慣性包括思想慣性、情緒慣性)、體能，再與大自然的能量綁在一起，融合形成不同人體內的脈輪，所以，傳統瑜珈脈輪的練習，非常強調身體基礎五脈輪(從海底輪到喉輪)的反覆鍛鍊、複習，而眉心輪和頂輪則不再刻意提升，而是著重於維持平衡。日常五個脈輪的鍛鍊則需要先平衡三個體素作為基礎，這三種體素分別為Vata風型、Pitta火型、Kapha水型，而這三種體素分別混合了地水火風空基本五元素在身體裡，當人生病時，體內的五元素所形成的三體素是呈現混亂失衡的狀態，所以當身體生病時，脈輪精油的使用就不該再是本書介紹的對應精油了，因為本書的脈輪精油是針對精油能量呈現的色澤來和脈輪顏色做對應，要知道，精油是植物經過蒸餾萃取提煉而來，這些精油能量對應身體能量而言，比較是屬於情緒能量和心靈能量，如果身體生病的原因是混亂的生活作息、飲食，或是傳染疾病，那麼我們必須從生活作息的重建(包括瑜珈)、飲食習慣的調整、藥草或精油(對應症狀的精油)等三方面來重建平衡的生理機制，進而平衡脈輪。反之，如果生病的主因是因為長期的人格觀念(心靈)認知導致情緒起伏過大，長期下來累積的內在壓力致使身體生病，那麼脈輪顏色對應精油的使用是可以的，但同時也必須加強對於真實真理知識的擴建、哲學思辨的練習，重新建立與現實世界的溝通連結方式，如此，使用脈輪精油才能逐漸看到改善的覺果，而心智的成長、哲學思辨，可以由基礎五脈輪對應腺體在身體所顯化的心理作用逐一反思，要知道，看見自己內外本體的真實性，乃是脈輪鍛鍊的真正目的。

有鑑於基本五個脈輪的鍛鍊才是與我們日常生活中息息相關的，就本書內容的論訴我從不同觀點和角度，藉此再做進一步的解釋。

第一脈輪：海底輪、基本元素為土，土元素代表著穩定、固定、與地球的連結，就好比非單細胞植物在生存基本條件上，必須有健康完整的根系發展，牢牢地抓著大地，從大地中吸取營養。腎上腺是人體相當重要的內分泌器官。腎上腺皮質主要分泌糖皮質激素，醛固酮及雄激素，以調節醣類、蛋白質及脂肪代謝，調控免疫系統，維持體內電解質及血壓平衡以及女性雄激素來源等，而醣、蛋白質、脂肪是人體必需的三大元素，屬於土元素。髓質則分泌腎上腺素，調控心臟血管功能，以應付外來的壓力。因此腎上腺是人體相當重要的內分泌器官，如有功能不全且未能及時有效的補充，將導致生命危險的發生。腎上腺對於生命存亡有著非常重要的警戒，當危難發生時，腎上腺素用以力求生存，但是，當我們感受到外在環境對自己不友善時，身體能量弱的人，就會變得越來越沒有安全感和存在感，因此行為表現會更顯僵固、執著，不敢行動更不敢輕易嘗試改變。很多好吃、貪食的人，是由於存在感受到威脅而感到不安，為了轉移不安情緒，開始以不斷的吃來緩和不安的恐懼逐漸放大。恐懼感越大也會越讓我們想逃避、脫離真實世界，而變得不夠現實、不切實際。

第二脈輪：臍輪、基本元素為水，水代表滋潤、淨化。感知覺知以及情感、感性，是傳統印度哲學從水延伸而來的基本概念，水在人體中的意象也同時存在滋潤、滋養及淨化的功能，水是載體，它承載我們的情緒和情感，第二脈輪的發展是源自於父母，由於父母的情感流動進而催生新生命，是每個人生命的開始，在古老的阿育吠陀胚胎學中提及，生命學習情感從胚胎受孕的那一刻即開始形成，我們都是從父母親學習到關係的互動與信任，而人際互動從基礎的信賴關係開始，在幼兒、童年時期，良好的家庭關係對於日後人際關係的發展有著重要的影響。

第三脈輪：太陽神經叢、基本元素為火，火代表消化、轉化、昇華(細化物質成為更精微的能量)、熱能、統合。火的概念在阿育吠陀的基本論述中佔有非常重要的地位，它被冠以不同名稱來代表火在身體機能的不同作用，包括

物質和非物質的轉化、提升，因此，太陽神經叢在本書定為「個性的展現」，是因為每個人有獨一無二的人格特質，當我與外界連結或接收外界訊息時，而透過第三脈輪轉化為我們能夠理解的訊息，特別是當別人意見看法與自己相左時，我們是否有足夠能力將之解讀再轉換為自己能接受的方式去行動，當轉換順利並且被化為自身的行動(行為表現)時，那麼我們獨一無二的個體展現才會成立。

　　第四脈輪：心輪、基本元素為風(空氣、空間)，風有難以捕捉、捉摸不定、抽象的特質，空間有容納包容的概念，心輪從基本元素來看，代表著我們的心是一個非物質型體的空間概念，透過不斷擴建增加心靈空間的容量，來包容不同，本書作者將第四脈輪定為無條件的愛，在古典瑜珈將愛解釋為廣義的愛或稱為慈悲，愛是抽象的，而非親密關係中有條件的愛，愛的真實意義若進一步解釋為包容一切並且尊重，而愛的本質若像風一樣，來去皆不強留，那麼行使愛會讓自己成就為更美好的自己。

　　第五脈輪：喉輪、基本元素為乙太(聲音)，乙太有同化、穿越的性質，古印度吠陀經典很早以前就記載不同咒語、梵唱的作用與功能，聲音做為人類最原始的符號學發展起源，因為聲波為乙太能量(磁場)的一種，磁場有磁吸和磁化效應，也同時具備傳導的功能，咒語從宇宙原始種子音開始發展而來，代表著「真實的存在」，什麼是真實的存在？而宇宙真實的存在和自己真實的存在是否一致？當能量失衡時，代表與外在溝通的管道不通暢，可能出現這個人無法或者不願意表達自己內在真實的想法，當無法統合自己內在的想法並且順利的表達，通常是因為心輪尚未發展完整，因為瑜珈哲學中「真愛」同時代表著宇宙知識、真理，而內心的擴建也表示心輪是知識、真理的藏書寶庫，錯誤的知識和對真理錯誤的認知，導致我們說出與現實悖論的話語，這會讓他人對自己所說的話產生不信任，如此溝通時就會產生障礙，而逃避真實的自己與拒絕面對真實自己時，往往是將自己推向背離追求真理的方向。在我過去許多諮商經驗中，當第五脈輪被壓抑不被允許表達自己意見，或表達真實自我時，經常有甲狀腺方面問題，而壓抑問題相當嚴重者，常會有非常強烈的憤怒情緒產生，顯性的表現是個案的憤怒常轉為語言暴力或惡言相向，而隱性的表現常常是聲線沙啞、不清晰等問題。

第八脈輪：不是傳統印度瑜珈哲學所闡述的脈輪，比較是在1960年代後發展的新世紀 New age 的論述，不過這個試圖跨越不同文化的宗教、自然療法的論述，我們不妨抱持開放的心態來理解我們的身心發展，第八脈輪通常要建立在前面七個脈輪的健全發展基礎上，就一般人而言，當第一脈輪到第五脈輪不斷地被鍛鍊發展，那麼通常第六脈輪和第七脈輪就會自然而然的處於穩定平衡的狀態。在古代瑜珈士精進的鍛鍊方式，會透過每天瑜珈體位的練習，瑜珈知識的學習、哲學思想的串習，來內化身心內外，並且透過呼吸方法、冥想等方式，積極的開發第六、第七脈輪，而第八脈輪需要更積極的修行來達到超越自我，第八脈輪更強調維繫念頭的串習，因為業力牽動著第八脈輪的發展，人們不論在過去或者當下的行為軌跡都會形成業力，業力通常存在於我們的下意識，印度哲學的說法指稱習氣，第八脈輪會因為我們的習氣(不加思索而產生出來念頭)所影響，而習氣代表著無數次的循環累積，如果我們沒有看見自己下意識的慣性，通常第八脈輪的發展就會產生停滯不前無法超越自己的狀態了。

文章最後，透過從不同觀點的粗略脈輪介紹，希望讓有緣的讀者，對於形而上學的身體能量構成，有比較清晰的辨識度，不再因為這個看不見、摸不到的身體結構，而感到迷惘與不踏實的盲從，也能正確認知到脈輪的提升，需要踏實的從生活作息(包含瑜珈鍛鍊)、飲食習慣、正確認知(正知見)的學習逐漸累積而來，而後的靜坐冥想才能讓我們的身心靈真正的整合為一，達到穩定、和諧、寧靜的狀態。

島嶼芳療師 Fanna Chen

*本篇導讀只針對與生活息息相關、最基本的第一～五脈輪，以及近代才發展出的第八脈輪做說明，因此未提及第六、第七脈輪，並非書籍裝訂錯誤、漏印。

提高心靈療癒力的
脈輪芳療

つねに幸せを感じるアロマとチャクラのレッスン

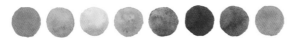

小林 慧———著

賴佳妤————譯

請凝視每種顏色10秒鐘的時間

（為了不讓其他顏色映入眼簾，在凝視時請將隔壁書頁遮起來）

脈輪的位置

POSITION

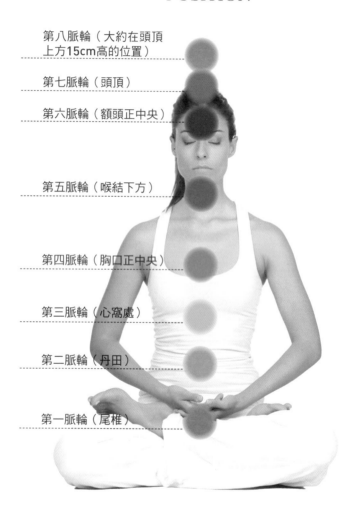

第八脈輪（大約在頭頂上方**15cm**高的位置）

第七脈輪（頭頂）

第六脈輪（額頭正中央）

第五脈輪（喉結下方）

第四脈輪（胸口正中央）

第三脈輪（心窩處）

第二脈輪（丹田）

第一脈輪（尾椎）

顏色散發出的訊息
COLOR MESSAGE

　　在本書一開始看到的所有顏色中，最吸引你的是哪一個顏色呢？還有，這個顏色讓你想起了什麼樣的感覺呢？是平靜祥和的感覺嗎？是歡欣雀躍的感覺嗎？還是平時不常注意到的緊張焦慮感呢？請好好地品味這些感覺。

　　我被這個顏色所吸引——換句話說就是，和「這個顏色所持有的波長（振動頻率）」產生了共振。為了將這個顏色衍生出來的訊息刻印在DNA上，我們會下意識地去理解這些訊息，當我們理解了顏色本身所傳達的訊息，就能夠創造出可以展現自我、真正幸福的生活方式。讓更多的人知道如何運用顏色去創造自己想要的生活，這正是我撰寫這本書的目的。

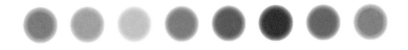

幸福的定義

　　大部分曾經拜訪過我的客戶或是學生都希望能夠知道「自己這一世的使命」。自己究竟是為何誕生在這個世界上的呢？關於人生的目的或主題，每個人應該都想要一探究竟吧！

　　這一世的使命，其實就是「讓自己感到幸福」。但這並不代表我們一定要完成特定事項之後才會變得幸福，「讓自己感到幸福」即是在名為「現在」的這個瞬間中持續地感受著幸福。

　　要從事什麼樣的職業才能夠變得幸福呢？要結交什麼樣的朋友才能夠變得幸福呢？和這些事情比起來，讓自己在任何狀況下都能夠發自內心地滿溢出幸福才是最重要的。要是能夠做到這樣的事，自然就能夠使用存於內心的幸福的振動頻率拓展外在的世界，吸引並顯化想要的事物。總結來說，眼前的現實世界一定會出現和內心的幸福程度相呼應的事物。

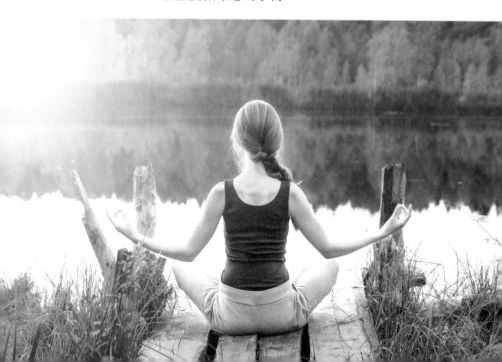

來自精油香氣的幸福能量

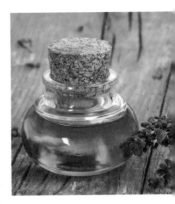

「經常保持著幸福的感受」是相當困難的一件事。因為我們習慣透過頭腦思考去做決定，即使相當勉強也強迫自己要變得幸福，逐漸無法阻止頭腦對我們的控制。此外，我們在生命中會經歷各式各樣的事情——讓人感到不安的事情、讓人喪失自信的事情、讓人火冒三丈的事情，以及讓人悲慟不已的事情。要在這樣的狀況下一直維持幸福感，或許會讓人覺得根本就是不可能的事。

因此，我會使用色彩或香氛所蘊含的力量。你是否有著這樣的經驗呢？只是凝視著讓自己感到愉悅的顏色，情緒便逐漸地緩和下來，心情也變得開朗起來。另一方面，香氛能讓思緒奔馳，只要0.1秒的時間就能夠改變我們腦內的狀態。只要一聞到讓自己覺得「喜歡！」的香氣，我們便能夠瞬間沉浸在幸福的氛圍裡。

我們可以透過「香氣視覺化」的方式，一邊客觀地檢視自己，一邊整理自己的情緒。請試著使用色鉛筆等工具，將你對這個香氣的印象描繪下來，這個做法可以讓色彩的力量更進一步地被釋放出來。

脈輪、色彩、精油之間的奧祕

當自己受到痛苦事件所影響、情感上掙扎時，重要的是，在感覺到自我即將被情緒的漩渦所吞噬之時，就算只提早一秒也好，請盡早跳脫到事件之外，靜靜地注視著自己。在我們生命中

所發生各式各樣的事情，一定充滿著「成長的恩典」。如果我們一直將焦點投注在事件的表面，只會為自己增添不必要的煩惱和痛苦，並變得相當情緒化、掙扎不已，無法接受這難得的恩典。為什麼要讓我經歷這樣的事件呢？這事件對我來說究竟蘊含著什麼樣的意義呢？讓自己去覺察事件的本質是相當必要的一件事。

「但是……我究竟要如何去覺察呢？」，如果你有這樣的疑問，請務必試著以本書的主軸——「脈輪」的角度去思考切入。

我之所以會開始對脈輪產生興趣，是因為我在反覆吸嗅精油的香氣時體驗到，腦海中浮現出特定顏色的影像、身體的特定部位有所共振的狀況。

舉例來說

香氣
當我一聞到葡萄柚精油的香氣，眼前就會浮現閃閃發亮的黃色光芒，胃的附近也會有種受到刺激，像是空腹狀態的感覺。

↓

色彩
而當我在吸嗅薑精油的時候，我能夠感受到赤紅色的溫暖能量，整個人也變得精神飽滿。

↓

脈輪
試著調查為何我會出現這樣的感覺之後，我注意到作為精油來源的每一種植物的顏色或是萃取部位，和脈輪的顏色或位置會互相重疊。

葡萄柚的皮一定會呈現黃色，而不是紅色或是藍色。我因此瞭解到，葡萄柚本身會散發出屬於「黃色」的特定波長，並會影響我們身體所散發出的脈輪波長，特別是和黃色光波長相關聯的胃部附近（等同於第三脈輪的位置）。

我持續學習有關脈輪的各種知識，並進一步地發現了更驚人的事情。

在色彩療法中，黃色是象徵「個性」的顏色，在我們想要悠然展現自己個性的時候，看到黃色會讓我們的心情愉悅。另一方面，葡萄柚的香氣能夠在我們喪失自信心的時候，幫助我們停止和他人比較，讓我們產生「我只要活得像自己就可以了！」的想法並進而重新獲取自信。再加上，第三脈輪本身的生命課題是「自尊心的提升」。綜合以上所述，經由黃色的色彩本身、葡萄柚的香氣或者是第三脈輪所傳遞給我們的訊息，其實都是相同的！

創造屬於自己的幸福人生

當我了解到精油的作用不只侷限在身體層面，它也能夠對我們的心靈產生影響，且和脈輪的生命課題息息相關時，我感受到我的好奇心在這巨大的驚嘆催化之下，熊熊燃燒了起來。從此之後，我會在享受精油香氣的時候，自然地意識到脈輪的狀態。

所謂的脈輪，既不特別也不神秘，它是在我們身而為人的成長歷程中，教授我們生命必修課題的一種系統。當我們循序漸進地熟悉了每個生命課題，便能夠加深對自身人生方向的理解，越來越能夠真實自在地活出自己。而精油和色彩的存在，則能夠在我們的生命歷程中給予我們所需的支持。

過去，若要將脈輪打開，可能需要經過特別的修行。但身在物質如此富饒、生活備受保障、人們的意識正大大敞開的時代，我覺得為了學習如何創造快樂的人生，使用香氣或色彩去拓展脈輪的理論不是也挺不錯的嗎？

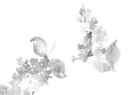
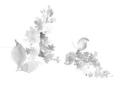

Contents

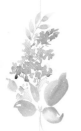

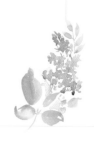

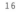

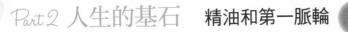

Part 2 人生的基石　精油和第一脈輪

Part 3 人際關係　精油和第二脈輪

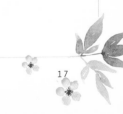

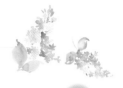

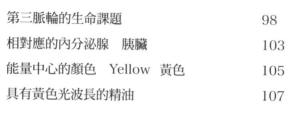
Part 4 個性的展現 **精油和第三脈輪**

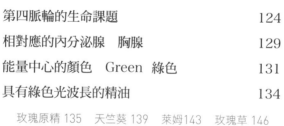
Part 5 無條件的愛 **精油和第四脈輪**

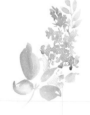

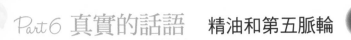

Part6 真實的話語　精油和第五脈輪

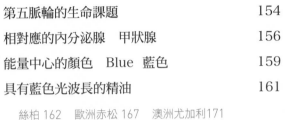

Part7 透見本質　　精油和第六脈輪

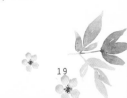

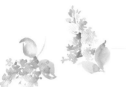
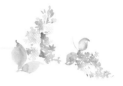

Part 8 覺醒　**精油和第七脈輪**

Part 9 自我實現　**精油和第八脈輪**

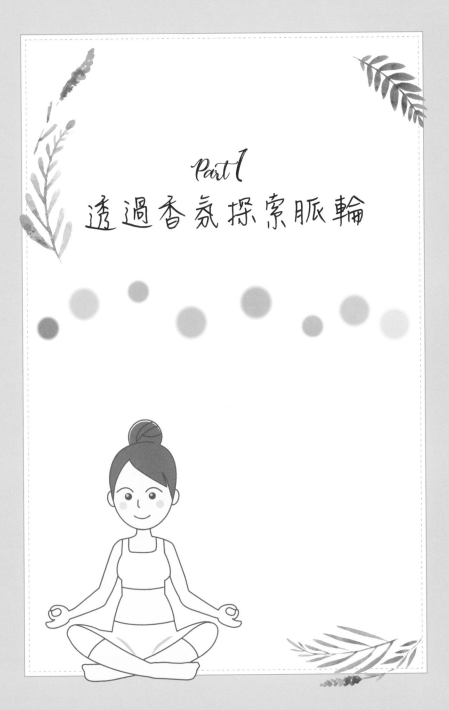

Part 1
透過香氛探索脈輪

脈輪與身體的奧秘

　　我們的身體為了要存活下去，必須讓必要的生命能量吸進名為「脈輪」的能量中心點裡，活化身心靈。雖然生命的能量和脈輪皆非肉眼可見，但過去的人們卻都意識到了它的存在。生命的能量在中醫學裡稱為「氣」，在印度則稱為「普拉納」。食物雖然能夠維持我們肉體的發展，但要讓靈魂成長、覺察自己的出生目的，並讓身而為人的我們的精神或情感能夠好好發展，許多人都認為生命能量給予我們的影響是至要的關鍵。

　　生命能量會製作彷彿包覆我們全身般，名為「能量體」的生物磁場。能量體一般又稱為「氣場」，它能夠保護自己不受其他人或大自然所發出的能量侵擾，並和其他的能量相互反應。

　　吸入生命能量、活化我們身心靈的就是所謂的脈輪。脈輪在古印度的梵文中具有「持續旋轉的能量漩渦」的意義，在我們的身體中有無數的脈輪點，沿著脊柱分布，稱為第一脈輪到第七脈輪，是我們一般所認知的主要脈輪（本書還會更進一步介紹位於第七脈輪之上的第八脈輪）。

　　有趣的是，七個脈輪的所在位置，正好和腎上腺、卵巢／睪丸、胰臟、胸腺、甲狀腺、腦下垂體、松果體等內分泌腺的位置相重疊。

　　我們在這裡稍微談論一下和荷爾蒙有關的內容吧！我們的身

體，會經常保持在平衡不變的狀態中，我們稱這為體內平衡（維持恆定狀態）。但當這個狀態被打亂、變得和平常不一樣時，內分泌腺就會執行它的工作——分泌荷爾蒙，讓體內回到原本的狀態。

另外，荷爾蒙（Hormone）的語源來自於古希臘文的「hormé」，有著「喚醒」、「刺激」的意思。荷爾蒙具有促進身體的成長和新陳代謝、喚醒熟睡中的身體等作用，並全面地影響我們的脈搏、體溫、身體發育、新陳代謝、睡眠以及感覺等功能。我們受到荷爾蒙如此密切的影響，就算說「我們的所有層面，肉體、情感以及精神，都是受荷爾蒙所支配」也一點都不為過呢！這樣的荷爾蒙竟然和吸入我們生命能量的脈輪位在同一個位置，真的是非常有趣的一件事。並且，透過芳香療法等方式調節荷爾蒙的平衡，也能夠同時調節脈輪的平衡。本書除了會說明各個脈輪的概要內容，也會介紹脈輪對我們的身體和心會產生何種作用，以及和這個脈輪相關的色彩和香味等。

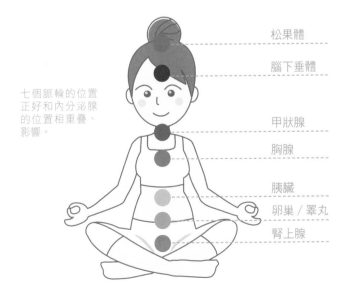

七個脈輪的位置正好和內分泌腺的位置相重疊、影響。

松果體

腦下垂體

甲狀腺

胸腺

胰臟

卵巢／睪丸

腎上腺

脈輪和顏色的關係

❧

　　第一脈輪呈紅色、第二脈輪呈橙色、第三脈輪呈黃色、第四脈輪呈綠色、第五脈輪呈藍色、第六脈輪呈靛藍色、第七脈輪呈紫羅蘭色、第八脈輪呈洋紅色，每一個脈輪本身都存在著與其相對應的顏色。

　　雖然感覺比較纖細敏銳的人，似乎能感知到脈輪的顏色，但包含我在內的大多數人，是無法看到這些顏色的。儘管如此，我們或許可以如此想像，某個和特定內分泌腺散發出來的波長（振動頻率）產生共鳴的顏色，在我們的能量體閃閃發光，成為我們所知的脈輪。

　　說到波長，顧名思義，代表的是世上萬物各自獨有，以波的形狀所存在的能量形式。近幾年，應該許多人都知道，在量子力學的世界中，科學已逐漸證明所有的事物都有特定的波長！此外，這裡所稱的萬物是表示宇宙中的所有存在，所有的人類、動物、植物、物體、顏色，甚至是情感或意識等肉眼看不見的事物也包含在其中。

脈輪和香氛的關係

許多人認為，脈輪不只是會和顏色有所共鳴，也會和精油等香氣產生共鳴。在許多芳香療法講師和芳香療法師過去的經驗當中，他們在吸嗅精油香氣的時候，確實有在特定的脈輪位置上出現「迴響」的感覺。舉例來說，當我們吸嗅安息香時，我們會感覺到第一脈輪的能量變穩定，而吸嗅佛手柑時，則會感覺到第四脈輪的能量被活化。

事實上，精油會有這樣的效果是理所當然的，從各式各樣的植物中萃取出來的精油，根本可以說是植物生命能量的結晶。只要聞到香氣就能讓人變得充滿活力，應該是因為我們藉由吸嗅的動作，將植物精油所散發出來的「氣」吸入體內之故。

此外，我們知道精油能夠促進特定的荷爾蒙分泌，加上內分泌腺的位置和脈輪互相重疊，因此，我們可以說精油本身也具有活化脈輪作用的能力。除此之外，精油還能夠強化我們的能量體。生活在現代社會的我們，光只是日復一日的過生活，就會損傷並耗弱我們的能量體，所以，請務必開始使用並發揮精油所蘊含的力量。而在本書中所介紹的每一種香氣，並不單單只會和那個章節中提到的脈輪相互共振。就連在課堂授課時，我也會告訴學生，這個香氣雖然會和某個脈輪產生特別強烈的共振，但它仍會與其他全部的脈輪有所共振。在吸嗅精油時，請試著將意識帶往你的內在，感受香氣逐漸從身體散佈開時，帶給你什麼樣的感覺。

使用色彩和香氛為脈輪補充能量

但是，為何只是普通地生活著，就會損傷並耗弱我們的能量體呢？

我們幾乎每天都在顧慮著自己的人際關係，在職場上也想著「希望不要犯錯」、「希望這個計畫能夠順利進行」而感到緊張，在都會區中因為通勤或上學而陷在車水馬龍的交通中，因為這樣的生活型態，讓我們不知不覺浪費了許多的氣。

於是，包覆著我們的能量體變得越來越薄弱且傷痕累累，因此產生了破洞，然後作為我們生命能量的「氣」便會從這些破洞

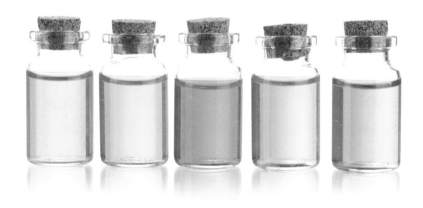

中不斷滲漏出去。即使脈輪竭盡全力地將我們所需要的氣攝入，但因為破洞滲漏的關係，氣並無法充分地進到身體裡面，漸漸地讓身心無法發揮它們本來應有的作用。更甚者，外部的氣也會不斷進來，讓我們變得無法維持在開心愉悅的狀態中。

　　身體中的「氣」可以透過進食或呼吸來補充，但要補足能量體的「氣」並活化脈輪，精油或色彩是不可或缺的存在。

與脈輪色彩共振的精油

1. 紅色	安息香 55　岩蘭草 59　廣藿香 62
2. 橙色	紅桔 80　甜茴香 85　快樂鼠尾草 89
3. 黃色	荳蔻 108　檸檬香茅 113　羅馬洋甘菊 116
4. 綠色	玫瑰原精 135　天竺葵 139　萊姆 143　玫瑰草 146
5. 藍色	絲柏 162　歐洲赤松 167　澳洲尤加利 171
6. 靛藍色	西洋蓍草 187　百里酚百里香 191　永久花 194
7. 紫色	真正薰衣草 208　穗甘松 212　檀香 215
8. 洋紅色	橙花 231　鳶尾花 234　歐白芷根 238　花梨木 241

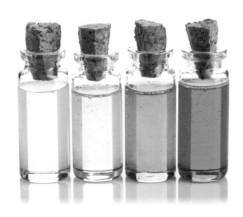

脈輪和能量場

能量（又稱為氣或是普拉納）會源源不絕地在我們的身體中流動，脈輪則是負責調整能量流動的出入口。此外，脈輪也被認為具有將能量變換成像是電氣或是磁力等樣態的作用。

每一個脈輪中心點，都會不斷地產生精微的震動並散發出特定的頻率。如果將這變成視覺可見的圖像，和特定顏色產生共鳴的各個脈輪會剛好呈現出彩虹般的色調。而精油萃取時，植物本身的顏色也會和脈輪產生共鳴（舉例來說，因為薰衣草的花呈紫羅蘭色，所以它會和第七脈輪互相共振）。

從脈輪發出的能量會在我們身體周圍形成能量體。能量體又有氣場、精微體等各式各樣的稱呼方式。中醫學將之稱為衛氣，被認為具有保護身體，抵禦外來邪氣的作用。

當我們調節身體內部的能量後，從脈輪散發出的正向能量可以活化我們的能量體，給予周圍的人生氣蓬勃的印象。反過來說，當能量處在混亂的狀態，能量體也會變得薄弱，不知不覺間就會給人陰沉灰暗的印象並產生讓人不想靠近的氛圍。

當我們大量消耗能量，讓能量體變得薄弱、空洞時，我們會開始過度感受他人的能量，並容易出現病毒感染等問題。

精油可以說是植物能量的結晶。只要吸嗅喜歡的香氣，就能夠讓身體充滿能量，調整身心靈的平衡。此時，若你感覺到自己特別需要某個香氣，透過去瞭解這個香氣和哪個脈輪特別有關聯，你就能夠覺察到目前發生在自己身上的生命課題，或是生活不順利的原因為何。

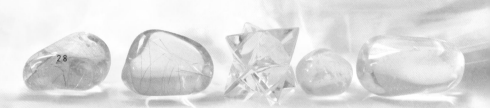

能量體

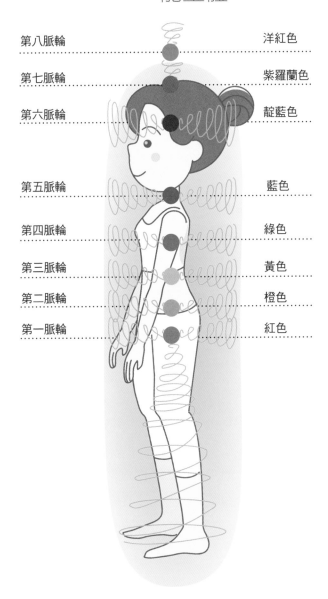

第八脈輪 · 洋紅色

第七脈輪 · 紫羅蘭色

第六脈輪 · 靛藍色

第五脈輪 · 藍色

第四脈輪 · 綠色

第三脈輪 · 黃色

第二脈輪 · 橙色

第一脈輪 · 紅色

脈輪會依據不同年齡階段而發展

　　第一到第七脈輪有各自的發展時期，一般來說，大概是每七年就會完成一個階段。不過，因為和過去相比，現代的時間推移是相對快速的，所以我會告訴學生們：「請不要以7年為一階段，而是在經歷3~4年的期間以後，就往下一個階段邁進。」

　　也就是說，當我們以自然的方式過生活，脈輪大約會以30年為一個周期，接引我們朝著下一個人生階段邁進。

　　脈輪發展的第一個人生階段為0~30歲。在這段期間，我們在其他人所創造出的環境中，慢慢地形塑出名為「自我」的存在，可以說是轉變成「個體」的成長期。

　　接續下去的第二個人生階段為31~60歲。我們一邊創造著屬於自己的人生，一邊透過在家庭、職場，或是群體裡所擁有的社會身分，讓自己進一步成長。

　　第三個人生階段為61~90歲。在這段期間，我們已然確立了自己身而為人的價值，品味著生活中的各種豐富滋味。

　　雖然一般會以這樣的時間階段做區分，但脈輪並不只會在其相對應的期間內發展。你可以隨時觀察感受自身的身心狀態，並在察覺到異狀的時候，調整與活化和問題相關的脈輪。

　　此外，第一到第三脈輪是和肉體相關的脈輪，第五到第七脈輪是和精神相關的脈輪，第四脈輪則被認為是連接肉體與精神的橋樑。

我們人類在某種程度上，會經歷相同的人生階段以讓肉體持續成長。但是，當進入到精神的階段後，有僅僅20歲就具有非常成熟的思考方式和心靈狀態的人，也有到了40歲，行為舉止仍和孩童時期一樣的人。和精神層次特別相關的第五到第七脈輪的發展，可以說有極大的個人差異。

　　總體來說，我認為大家可以將各脈輪的發展期作為大略的人生指南。但與之相比，我更希望大家能活用本書的內容，將意識專注在「現在的自己必須要活化的是哪一個脈輪」。

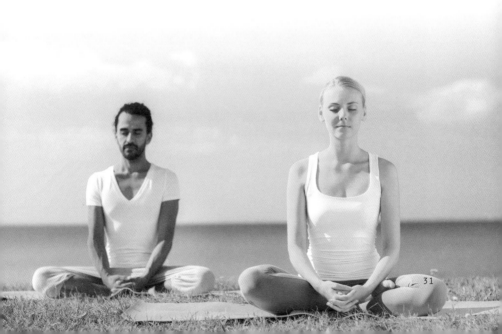

脈輪的相關事項

	發展年齡	生命課題	位置	
第一脈輪	0~3 歲	培育無生存疑慮的安全感	尾椎	
第二脈輪	4~7 歲	人際關係 尊重他人與自己	丹田	
第三脈輪	8~11 歲	發展自我 自尊心的提升	心窩處	
第四脈輪	12~15 歲	自我接納與同理他人	胸口正中央	
第五脈輪	16~19 歲	為了讓自己能夠真誠地活著而做出選擇	喉結下方	
第六脈輪	20~23 歲	打開看透事物本質的第三眼	額頭正中央	
第七脈輪	24~27 歲	活在當下	頭頂	
第八脈輪	28~30 歲	自力創造自己想要的現實生活	大約在頭頂上方15cm 高的位置	

內分泌腺	身體部位	色彩	香氣
腎上腺	全身、血液、腎臟、骨骼、雙腳、尾椎骨	紅色	安息香、岩蘭草、廣藿香、（薑）、（沒藥）
性腺 （卵巢、睪丸）	性器官、膀胱、大腸、盲腸、骨盆、臀部	橙色	紅桔、甜茴香、快樂鼠尾草、（甜橙）、（茉莉原精）、（胡蘿蔔籽）
胰臟	胃、肝臟、脾臟、自律神經	黃色	荳蔻、檸檬香茅、羅馬洋甘菊、（葡萄柚）、（杜松漿果）、（檸檬）
胸腺	心臟、肺、胸廓	綠色	玫瑰原精、天竺葵、萊姆、玫瑰草、（馬鬱蘭等所有香草類植物）、（香蜂草）、（佛手柑）
甲狀腺 副甲狀腺	喉嚨、呼吸道、頸部、口腔內、耳朵	藍色	絲柏、歐洲赤松、澳洲尤加利、（茶樹）、（羅文沙葉）
腦下垂體 （松果體）	腦部、神經系統、左眼、耳朵、鼻子、脊髓	靛藍色	西洋蓍草、百里酚百里香、永久花、（薄荷）、（迷迭香）
松果體 （腦下垂體）	腦部、神經系統、右眼、肌肉組織、皮膚	紫羅蘭色	真正薰衣草、穗甘松、檀香、（乳香）
整體內分泌腺	全身	洋紅色	橙花、鳶尾花、歐白芷根、花梨木、（大西洋雪松）

洞悉脈輪，能夠帶給我們種種好處

脈輪的概念會根據時代或是文化而有所不同。在過去的某個時代，甚至有神祕主義者為了體會宇宙的真理，會透過繭居山中、在瀑布中洗滌身心等方式，讓七個脈輪全部打開，達到覺醒的目的。

因此，在現代提到脈輪時，或許有些人會認為這是某種相當特別、一定要經歷嚴格的修行才能夠開啟的事物，或者是帶點怪異色彩的事物……等。

但所謂的脈輪，是活著的每一個人一定都具有的必要配備，不需要做什麼特別的事，只要將意識專注其上，就能夠感受的到。請一定要試著讓自己親身體會那樣的感覺，我希望大家能夠透過感受脈輪，找到與自己內在面對面溝通的方法，進而察覺到自己的全新面向，讓停滯至今的人生之流能夠順暢地流動下去。

活用脈輪，跨越人生的困難與挑戰

　　別離、忌妒、停滯、貧乏，我們的人生會遭遇到各式各樣的困難。當然，我也遭遇過各式各樣的困難。當我無法順利地找到解決問題的線索，不管是身體也好、心情也好，都變得越來越差，鬱鬱寡歡的日子就這樣日復一日地持續下去。但在那樣的日子中，不知為何，某個香氣竟能夠讓我的心變得輕鬆自在。

　　只要我一吸嗅那個香氣，我的心便瞬間豁然開朗，並讓人感到相當平靜。我也因而能夠冷靜地面對自己，並在不脫離自己生命軸心的狀態下，好好地去思考這些問題——「我現在所面臨的生命課題，對我來說是為了要學習什麼呢？」、「對自己和周遭的人來說，怎樣做才是最好的呢？」

　　我相當好奇為何那個香氣具有如此不可思議的力量，著手調查之後，發現那隻精油所對應的脈輪的生命課題，剛好就和我那時所必須學習的生命課題完全一致。此外，當我一看見和那個脈輪有所共鳴的顏色，心情就會變得十分舒暢，整個人也會完全沉浸在無法用言語形容的平靜安祥中。

　　然後，我理解到這和吸引力法則同樣是屬於宇宙法則的一種，其被稱為「波長同通的法則」。這個法則的內涵是——具有同樣波長的夥伴會互相共鳴，並互相影響。這個法則也適用在人際關係上，正因為對方和自己的波長相同，所以才會不知不覺間

感到和這個人「合得來」，當兩個人都能夠同感彼此的思考方式和想法，開始「共鳴」之後，互相建立出心意相通的關係也是理所當然的事。

知道這個法則的時候，我不禁讚嘆「這是多麼簡單的道理啊!」接著，我對脈輪的印象也出現了大幅的改變。

從古代開始就不斷流傳至今的脈輪系統，既不特別也不奇怪。只是在這個物質豐裕、給予我們最低程度生活保障的現代社會，我們的意識正在大大地敞開。身處在這樣的時代，當我們想要對自己的人生有更深一層的瞭解，想要朝著自己所期望的方式而活時，以脈輪的角度去思考，一定能夠給予我們強而有力的支持。

此外，我發現精油和色彩能夠在我們邁步前進時，給予我們許多的支援。

為了創造出能夠讓自己由心感受到幸福的人生，我認為我們必須學習將脈輪的理論落實在日常生活中，也希望大家都能夠在脈輪、香氛和色彩所編織而成的美麗世界裡盡情遨遊。

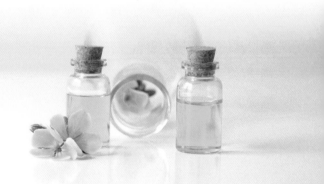

覺察，獲取精油和色彩的訊息

　　大家在使用精油的時候，是用什麼基準來選擇香氣的呢？我所選擇的，一定是在那個瞬間能夠讓我覺得「我好喜歡這個味道！」的精油。或者是，試著去感覺現在的自己最需要的是什麼，來選擇精油。不管是哪一種方式，都會讓我感覺到，這個香氣和我正透過相同的波長彼此相互吸引著。

　　相反地，讓我們感到「無法接受」的香氣，基本上就不要使用它。因為一個人對氣味的感覺是和本能直接連結在一起的，讓大腦感到無法接受的精油，可以被理解為是一種壓力訊號。因此，這樣的氣味並不被認為能夠對身心產生正面的影響。

　　經常有學生問我「讓我們感到無法接受的香氣，也是有意義的嗎？」這個問題的答案，當然是「Yes」。

　　我們無法喜歡上這個香氣，代表我們可能無法接受這個香氣本身的個性。當我們吸嗅薰衣草的精緻香氣時，對不想覺察自身心思細膩的一面、不想認同自身軟弱一面的人來說，經常會以「這個香氣太強烈，讓我的頭都痛了起來」為理由，對此香氣敬而遠之。

　　雖然是自己的個性之一，但現在剛好不是讓自己去正視這樣個性的時機，又或者，當我們尚未做好面對這樣個性的心理準備時，通常都無法接受這個香氣。此外，我們或許也無法接受那些

對自己來說並不必要、完全無法讓現在的自己產生共鳴的香氣。但在很多時候，當我們在不同的時間點，再一次吸嗅這個香氣時，又會覺得這個香氣能夠讓自己感到心情舒暢。而自己和這個香氣情投意合的時間點，也會讓人感到相當不可思議！

與香氣相同，因為顏色也會發出特定的波長，所以我們會在見到某個顏色的時候，出現「喜歡」或是「討厭」的情緒。我們感覺到喜歡，是我們對這個顏色有所共鳴的徵兆。如果，我們出現的是「不知為何，就是討厭這個顏色……」的想法，可以說，現在並不是一個讓自己去正視與這個顏色相關課題的時機呢！

不管是喜歡的感覺還是討厭的感覺，兩者都是一樣的，都沒有任何的優劣之分。請試著坦率地去接受那個當下所產生的任何感受。

透過這個方式，試著去熟悉這個精油或顏色後，讓自己感到意想不到的收穫也會逐漸增加。透過了解你所選擇的顏色，及與其相關的脈輪或精油，你現在應該可以明確地看見自己應該專注的生命課題為何了。並非透過頭腦思考，而是藉由打開心，將香氣及色彩作為提示，讓自己能夠冷靜地掌握自身現在的處境，以探索自己身體和心靈的狀態，以及，自己真正的願望和期許等。

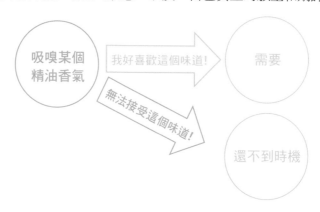

從「互補色」透視脈輪的生命課題

　　你曾經聽過「互補色」這個詞彙嗎?它所代表的是,位於我們在電腦上決定文字顏色時所見的色相環(color circle)上,彼此距離最遠的兩個顏色,也就是兩位具有「完全相反顏色」的夥伴。雖然完全相反讓人覺得這兩者應該具有完全相異的性質,但若用線將其相連,這兩者會變成一直線,它們其實是具有緊密相連的深厚關係。具有互補色關係的兩個脈輪間取得平衡後,便能夠誕生出和諧的頻率,強化和此脈輪課題相關的能量。

　　以第一脈輪(紅色)和第四脈輪(綠色)來舉例。第四脈輪的主題是「愛」。說到愛自己,就是做自己心中期望的事,我們可以從依循自己坦率的心而活這件事開始做起。而要做到這件事,最重要的就是第一脈輪所呼應的「行動力」。光只是在心中想要去完成某事,現實是不會有任何改變的。當我們實際使用自己的肉體去行動,才能夠體驗到愛的感覺。反過來說,如果這個平衡崩毀的話,就會讓內心產生衝突,讓自己被兩極化的情緒和行動弄得昏頭轉向。

　　此外,第二脈輪(橙色)和第五脈輪(藍色),第三脈輪(黃色)和第七脈輪(紫羅蘭色)也互為互補色。詳細內容在第67、94、121頁的專欄中有做介紹,請各位務必參考看看。

　　因為這些都是能夠互相補足的色彩組合,試著去覺察後,或許你會在其中發現比單一脈輪的生命課題還要更深的意涵。當你感覺到「這個脈輪好像正在失去平衡……」的時候,也請試著對照並檢視其互補色的脈輪。

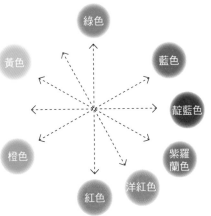

綠色
黃色
藍色
靛藍色
紫羅蘭色
橙色
洋紅色
紅色

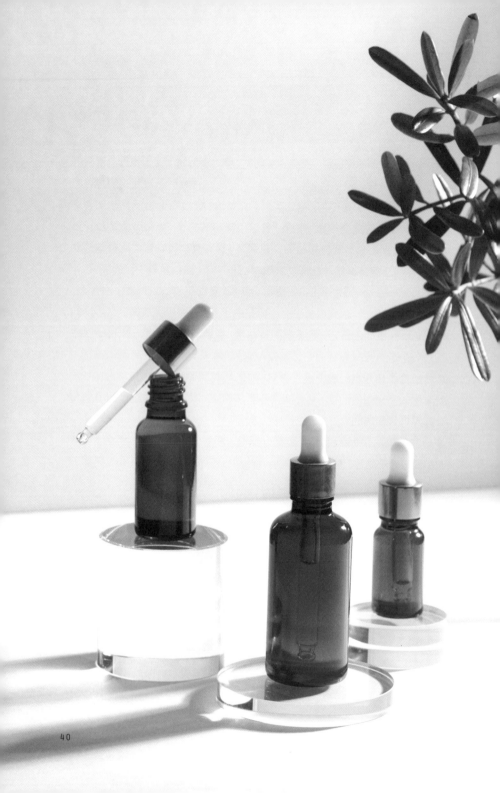

Part 2
人生的基石
精油和第一脈輪

和第一脈輪相呼應的精油

安息香

岩蘭草

廣藿香

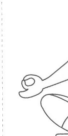
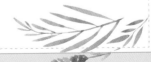

第一脈輪的生命課題

第一脈輪一般又稱為基底輪、海底輪，在梵文中稱為「Muladhara」（具有根基、根、支持的意義）。這個脈輪在我們建立和生存有關的基礎能力以及身心發展的基礎階段中，佔有相當重要的地位。

不論是誰，當我們還是嬰兒在母親肚子裡的時候，會藉由臍帶和母親連結在一起。然後，當我們臍帶被剪斷，誕生到這個世界的瞬間開始，我們就變成了隻身一人。第一脈輪帶有「一」這個數字，我們出生成為一個獨立的個體後，到我們三歲為止的期間，是第一脈輪的發展時期。在日本這個擁有許多智慧寶藏的國家，流傳著「三歲看一百」這樣的一句諺語。正如這句諺語所示，認為一個人出生到3歲為止所受的教育方式和環境，是決定這個人往後一生的重要根腳。

3歲以前的孩子，幾乎什麼都無法獨自一個人完成。因肚子餓而大哭時，母親會過來餵奶；因為睡不著嚎啕大哭的時候，也會有人過來哄擁入睡。由此可見，只要自己要求，就可以獲得所有必要的東西，培育這般「對於生存的安心感」，正是第一脈輪最主要的生命課題。

---

[1] 三歲看一百（三つ子の魂百まで）：日本諺語，意指三歲的個性到老都不會改變。

3歲前的安全感，是人生的基石

若是在3歲以前都在可以感到安心的家庭環境中長大，因為身體和心靈的基石都相當穩定，所以可以在自己的人生中運應而生絕不動搖的自信和安全感。然後，不管之後的成長歷程中我們遭遇到了什麼樣的困難，我們都能接受「因為那些困難對自己來說是必要的，所以才會來到我的生命當中」。

雖這麼說，但要在這樣充滿安全感的環境下長大是相當困難的事情。舉例來說，假設我們在大約兩歲的時候，弟弟或妹妹來到了這個世上。從父母親的角度來看，應該要平等地愛著這兩個同樣可愛的孩子。但就生理上來說，因為無論如何都會在比較小的孩子身上花費比較多的心力，上面的小孩最終就會產生「爸爸媽媽總是在照顧弟弟妹妹！」的想法，對雙親感到憤怒，並產生「反正我就是不會被愛」的誤解。因此，上面的孩子就算擁有父母親的愛，也終究感受不到充分的愛，在自己的內在形成了相對不安的精神狀態。這樣的狀態若持續下去，我們人生的基石會充滿了不安，人生中就會逐漸變得不管做任何事都容易感到不安。

童年的不安會影響人的一生

另一方面，上面的小孩為了要得到父母親更多的關注，會出現兩極化的行為。第一種是——做一個「乖小孩」。明明還只是兩歲的小孩，就開始幫弟弟妹妹換衣服、餵牛奶等，竭盡全力地給予弟弟妹妹關懷與照護。如此一來，便可以從母親那裡獲得「真是個乖小孩啊！」的讚美。

　　於是，「只要我當一個乖小孩，就可以得到母親的認同」、「只要我努力就可以獲得認同」，這樣的信念會逐漸地成形，所以長大之後，也會覺得「只要我比其他人加倍努力，就能夠得到認同」。反過來說，因為一直處在「不努力就無法被認同」，如此隱隱約約的不安狀態下，這個孩子成為大人以後，會非常專注於工作上，並且會固執地認為，一定要在工作中獲得好的評價才能夠被他人認同。

　　另一種狀況是「變回小嬰兒」。他會像小嬰兒一樣，做出「我一個人絕對做不來」的表現，吸引父母親的關心並獲得他們的照顧。若以這樣的經驗做為人生的根本信念，在長大之後也會傾向於，藉由展現出「自己什麼都做不到」，讓自己獲得周遭人的注意。為了獲得安全感，他會表現出身體孱弱及情緒起伏不定的狀況，而周圍的人看到後，便會給予例如「怎麼了？」、「沒事吧？」的關心問候。

　　此外，在手足很多的情況下，若是自己不主動去爭取，很難得到父母的關愛和食物。如此一來，因為總是在和兄弟姐妹互相爭奪東西，就會將「生存競爭」作為生存的根基。因為沒有確實地擁有過與獲得有關的經驗，所以以「若沒有經常在競爭中勝出，我就無法獲得想要的東西」的想法會牢牢扎根在這個人的生命中。帶有如此行為模式的人，即使在成為大人之後，也會因為抱持著「一定要在競爭中獲勝」的想法，一直生活在不安感當中，所以可能會出現很強的工作狂傾向。

顧好第一脈輪，找回失去的安全感

　　只是，這樣的環境並非絕對不好。我們以相反的角度來看，這也可以說是那個人獨有的天賦恩典。關於第一脈輪「一」的數字，因為它具有「獨立自主」的意義，所以數字一本身也具有「我可以自己造就自己的人生」，如此充滿決斷力的力量。雖然在童年時期經歷了許多辛苦，但多虧了有這個天賦恩典，這樣的孩子在長大成人之後，會身懷許多能夠滿足自己需求的策略和技術，也有不少人能夠以自己的力量，從「一」開始重新創造自己的人生。

　　缺乏安全感、會隱隱約約感受到不安的人，綜上所述，可能是受到童年時期的某些事件影響而致。當我們有這樣的狀況時，透過照顧自己的第一脈輪，慢慢地，我們就能夠時時刻刻給予自己「安全感」。

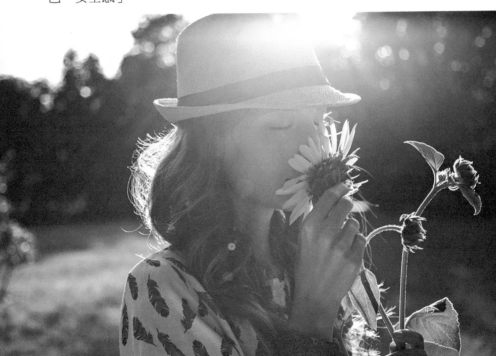

透過靈魂之根與萬物相連

第一脈輪本身也有「萬物一體」的意義。而關於萬物一體的內涵，有此一見解——我們的靈魂本來曾是作為宇宙意識的合一（oneness）的存在，但因為只有一個靈魂是無法累積各式各樣的經驗的，於是為了追求靈魂本身的豐碩，合一的靈魂將自己一個個分化出來，就成了我們這樣個別的存在。

表示靈魂的詞彙有「Soul」和「Spirit」等，我們將合一的靈魂稱為Soul，而從合一靈魂中分化出來，具有個別意識的靈魂稱為Spirit。掌握這樣的概念後，應該能夠比較容易理解這兩者的差異。

我們原本是同一個存在，如同「四海一家」這個俗諺所示，正因為我們本來是合一的存在，我認為從合一的靈魂中分化出的每個人的Spirit會想要經歷許許多多不同的體驗，「我想要試著經歷這樣的人生」、「我想要去學習這些事情」，我們都是像這樣自己決定好這次的生命課題後，才誕生到這個世界上的。

因此，不要去模仿他人，請一邊想著「自己是為了什麼而誕生的」，一邊培養「能夠活出自己真實本性的堅強」，這可說是第一脈輪的核心內涵之一。

儘管如此，或許有些人會對「活得像自己」這件事產生恐懼或是抗拒，那樣的感覺應該是從自己過去發生的某些事件而來的，在至今為止的人生歷程中，很有可能曾經在某個時間點，在以自己的方式過生活時產生了恐懼及抵抗的感受。當我們意識到這樣的想法時，請試著讓意識專注於「我們會和與自己同一階級

萬物一體

進行各式各樣的體驗
「想變得豐盛」

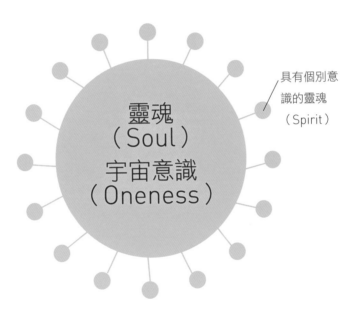

靈魂
（Soul）
宇宙意識
（Oneness）

具有個別意
識的靈魂
（Spirit）

每個人（全體Spirit）決定各自不同的人生目的和
生命課題，然後誕生在世上。

的所有靈魂連繫在一起」的想法上。透過去感覺肉眼不可見的連結，並憶起存在於這連結中的安全、安心感，這些恐懼和抗拒應該就逐漸變得比較和緩了吧！然後，我們便會覺得活出屬於自己的人生也不錯，進而能夠由內而外地給予自己安全感。

　　說到靈魂階級，或許會有人覺得毫無實感、無法理解，但它的縮小版其實就是家人的概念。具有「自身的歸屬之地」之意，學校的班級、球隊、職場等也與此屬同一概念。「只要能夠在這樣的地方和大家在一起，就可以讓人安心地做自己。我只要做我自己就可以了」──就像這樣，培養出被自己的歸屬之處保護著的感覺後，曾經不安的第一脈輪就能夠開始穩定運作。

相對應的內分泌腺
腎上腺

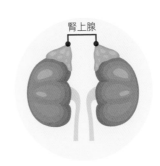

腎上腺

作為內分泌系統一員的腎上腺，是位在左右兩側腎臟上方，金字塔形狀的器官。能夠應對壓力的皮質醇為首，腎上腺會分泌各種維持生命不可或缺的荷爾蒙。

如果長時間處在壓力狀態中，會讓腎上腺不斷分泌皮質醇，腎上腺便會因此而疲憊不堪。我們稱這個狀態為「腎上腺疲勞」，其代表症狀有：早上起不來、慢性的疲勞感、全身無力等，和憂鬱時的狀態非常相似。當身體處於腎上腺疲勞的狀態時，請記得，我們可以透過改變飲食的內容，像是攝取維他命B群等，來改善這個狀態。

工作是否壓得你喘不過氣？

因為我經常會聆聽客戶和學生們的心聲，其中，讓大多數人最容易感受到壓力的正是「工作」。日以繼夜地加班、即使很累了也無法休息、彷彿自己的人生只圍繞著工作在打轉……有如此感受的人，或許其生命的基石充斥著不安所致。

「如果不比其他人多一倍去努力，就無法獲得認同。」

「因為自己的內在沒有無條件的安全感，所以要努力工作來獲得他人的評價。」

「對金錢感到非常擔心，不覺得自己可以自由地選擇工作。」

　　所以承擔了過多的工作，到最後對腎上腺造成了負擔。如果你覺得這與你的情況相符，請多照顧自己的第一脈輪，好好地給予自己安全、安心的感覺。每天去溫暖、按摩腎臟和腎上腺的所在位置（在我們疲累時，會自然去槌打的腰部部位），能夠有效地照顧到第一脈輪。

照顧好身體，也能強化第一脈輪

　　壓力不只來自精神層面，也包含因飲食習慣的偏差所導致的營養不良、氣溫的變化和空氣污染等肉體層面的壓力。因為第一脈輪和肉體本身緊密相連，所以營養均衡的飲食、適度的運動以及能讓心情舒暢的按摩等，照顧好身體是強化第一脈輪時不可或缺的一大要點。

　　另外，透過接地，和大地的能量連結也是相當重要的一件事。第一脈輪相對應的身體部位為腰部以下的下半身，並和肉體本身連結在一起，也是和「以自己的力量去創建屬於自己的人生」，這樣的自我實現能力相關的脈輪。

　　因此，只要我們強化第一脈輪的能量，便能夠提升我們吸引物質生活中必要事物的能力。好好地整備身體，大約在 3 個月後就能夠感受到身體和脈輪的平衡狀態有所變化，快的人半年，最慢的話在一年左右，就可以實際感受到身體和第一脈輪都變得相當安穩。

我該從哪一個脈輪開始？

當我們感覺到人生的基石搖搖欲墜，自己對於人生所抱持的根本思想帶有不安的時候，我建議先從身體層面的改變做起。因為肉體屬於物質，透過用心照顧身體，能夠讓我們確實感受到自己有逐漸在變化，可以說是其中的好處之一。

此外，我在上課中活化大家的第一脈輪後，有很多學生會察覺到自己的弱點位於上方的脈輪，出現「我想試試以第五脈輪為主題活化脈輪」、「我想要打開第六脈輪……」等想法。當我們好好地去觀察自己後，會發現第一脈輪是所有脈輪的根源，有非常多的人會說「果然作為根基的第一脈輪是最重要的」。如果不知道要從哪個脈輪開始做調整才好的話，那就請先試著從作為根基的第一脈輪開始吧！

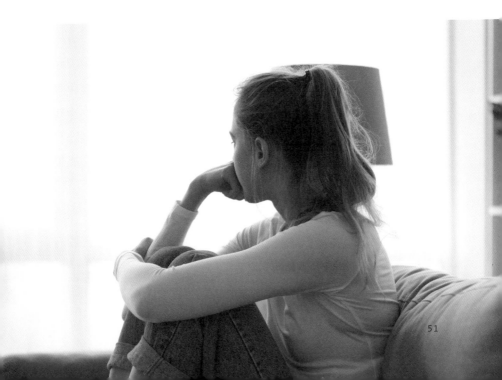

能量中心的顏色
Red 紅色

自然界的象徵：大地（紅土）、血液、火焰、太陽（男性面向）

「紅色」的能量意義：獨立自主、開始、現實、進化、接地

　　說到存在於自然界的紅色，應該會讓人想到覆蓋在大地上的紅土吧。紅色是能夠連結大地，讓我們感覺到絕不動搖的安定感的顏色。紅色也具有「接地」的意涵，意指人們靠著腳踏實地、自食其力地在現實中生活。因為我們身處的世界屬於物質世界，所以也和以自身之力將必要的事物和金錢掌握在手中的實現力有關。「我要活出自己的人生！」具有如此決意的人會對紅色相當有好感；但那些對人生沒有自信，無法決定自己要走的道路，或對金錢等社會層面懷有不安的人，或許會覺得這個能量過於強烈，對紅色感到不舒服。

　　紅色既是我們體內血液的顏色，也是和肉體相關的第一脈輪的顏色，所以它也和我們的體力及生命力有所關聯，光只是看著紅色、身著紅色的衣物就能夠活化我們的身體。

因為它也象徵著猛烈燃燒的火焰，所以紅色可以讓我們產生灼熱和溫暖的印象，也有人說它是熱情、正義和有人情味的顏色。看到有困難的人一定會伸手去幫忙，也不會在看到不對的事情時裝作沒有看見，有著這樣座右銘的人，紅色的波長會讓他感到心情愉悅。

此外，從我們人類能夠使用火焰之後，文明便開始不斷地進化開展。因此，紅色也具有進化和革命等象徵意義。**喜歡紅色的人不會滿足於現狀，他能夠擁有比別人多一倍的熱情，埋頭於探索各式各樣的事物，以成就更好、更完美的人生。**

將這個熱情和主動的能量從陰與陽的角度看，紅色可以說是「陽」＝男性特質的顏色。此外，紅色的互補色是綠色，因為綠色是代表第四脈輪的顏色，可以說第一脈輪和第四脈輪具有互補色的關係，能夠互相補足彼此的能量（詳細內容請參照p.39）。

以色彩療法的觀點來看，若對紅色感到在意時，代表有以下的意義。請務必以瞭解自己的狀態做為目標，細細地去品味以下內容。

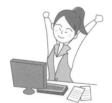 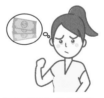

平衡時的狀態

* 想要嘗試全新的事物，或正要開展全新的計畫
* 充滿幹勁
* 以務實的思考方式，腳踏實地過生活

不平衡時的狀態

* 疲憊不堪
* 積攢著憤怒和挫折感
* 對金錢等物質的事物感到煩憂

具有紅色光波長的精油

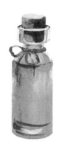

安息香　　岩蘭草　　廣藿香

　　和第一脈輪深度相關的香氣，其調性分類大多是可以讓人沉澱下來、會和紅色波長產生共鳴的低音調。以植物的部位來說就是根部的香氣，能夠為身體注入能量、提高生命力的薑、岩蘭草和穗甘松等，都是極具代表性的精油。雖然不是從根部萃取而來，但是具有土壤香氣的廣藿香也具有很強的接地作用。此外，呈紅棕色的安息香、沒藥、吐魯香脂和香莢蘭等高黏性的精油，也和紅色波長有直接的連結。

　　當我們因過度思考而難以行動的時候，這些精油可以讓位於頭部的能量沉降到我們的足部，並提醒我們「現實需要透過行動去展現」，在後方支持我們踏出關鍵的一步。

　　接下來，就讓我詳細介紹和第一脈輪相關的安息香、岩蘭草和廣藿香這三種精油。

安息香
Benzoin

拉丁學名：*Styrax benzoin*
科　　屬：安息香科
萃取部位：樹脂

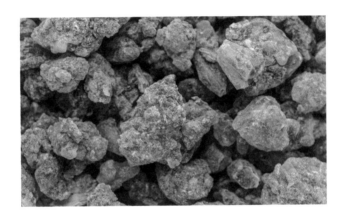

植物簡介

　　安息香的氣味特徵是如「香草精」般甜美的香氣。而以陰陽來區分的話，其屬「陽」，所以其香氣也有溫暖這個特色。正如安息香這個名字所示，它是能夠讓人感到平靜與安心的樹脂香氣。可以說是和第一脈輪最主要的生命課題「安全感」完全符合的香氣。

　　熟悉芳香療法的人可能知道，提到樹脂香氣，最為人所知的就是沒藥和乳香了，因為沒藥是埃及時代在薰香時使用的香氣，而乳香是耶穌基督誕生之際，

被獻給基督的香氣。相較之下，安息香並沒有如此顯赫的事蹟，儘管如此，安息香在歷史上仍有東方乳香之稱，會將它作為神聖的薰香物質來使用。

身心作用

　　說到樹脂，因為它是在樹木受傷的時候，為了保護樹木的外皮而分泌的物質，所以強大的保護作用為其特徵之一。這也可以說是萃取自樹脂的香氣的共同特徵。從童年時期，就被教育要成為非常會察言觀色的人，或曾經受過虐待的人等，都會傾向於選擇使用安息香。即使沒有如此嚴厲的體驗，但那些因為雙親十分忙碌以至於無法將自己的需求傳達出去，或總是在照顧兄弟姊妹的人，也會喜歡上安息香的味道。

　　有以上經驗的人們，即使在長大成人之後，也會因為總是在照顧周遭的人事物而消耗掉自身的能量，往往會因「氣」不足而造成身體的狀態被打亂。在這個時候，相當推薦安息香的香氣，因為它能夠保護我們，避免身體的「氣」一直向外滲漏。

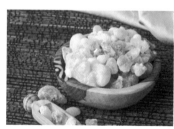
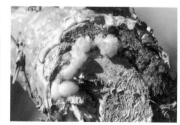

讓我們感到被深深保護著、充滿安心感的香氣

在本來應該要被好好保護著的童年時期，卻沒什麼感覺到自己有被監護人保護著，一旦有被拒絕和缺乏愛的感受，我們便無法從自己的內在培育出平靜、安穩。度過如此童年時期的人，即使在長大成人之後，也無法獲得安穩的感覺，經常會產生不安的狀態。

根據國外的文獻，他們形容安息香的香氣為——「如用慣的毛巾般的香氣」及「如泰迪熊般的香氣」。也難怪會有人如此描述其香氣：只是被安息香的香氣環繞就能夠讓人安心、只要安息香的氣味飄到身邊就能夠讓人放鬆下來。

因為滿足感也屬於第一脈輪的課題，希望各位能夠從安息香的甜美香氣，獲得「被滿足」的感覺。

此外，安息香的「甜味」，在陰陽五行上是帶有「土」性質的香氣。因為其接地作用相當強，非常推薦給愛操心的人和想事情想得沒完沒了的人作使用。具有如此個性的人，因為其在孩童時期沒有充分感受到「只要提出請求就會有人回應」的安心感，往往會讓腦袋充滿著「不做這個不行，不做那個不行」、「在這個場合要做出什麼反應，才可以得到認同呢？」等想法，讓能量一直往頭部移動。在這個時候，透過吸嗅安息香的甜美香氣，讓衝進頭腦中的能量沉降到腳底，便能夠讓我們放下過度思考和過度擔心

的狀況。

　　此外，如果氣被消耗了，就會出現中醫學說的「氣鬱」和「氣滯」的症狀，沒有任何理由就變得不高興、感到煩躁——在這種時候吸嗅如此甜美的香氣後，會讓人開始出現被滿足的感覺，並讓毫無意義的憤怒和煩躁感沉靜下來。

推薦的使用方式

　　因努力過度而感到精疲力竭的人，可以透過按摩的方式來提高身體的活力。在按摩的同時，安息香會將消耗的能量保護起來，給予人「好好休息也沒有關係」的安心感受，並幫身體補充所需的元氣。

岩蘭草
Vetiver

拉丁學名：*Veiveria zizanioides*

科　　屬：禾本科

萃取部位：根部

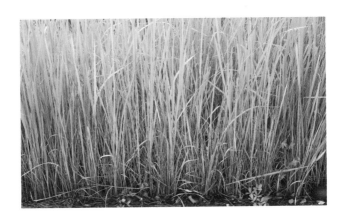

植物簡介

　　岩蘭草精油是從其植物的根部萃取而來的，岩蘭草的根能夠在土裡延伸2、3公尺長，而精油本身則具有精緻且富含深度的香氣。從岩蘭草會讓根一直往地底下不斷延伸此事可見，是與大地連結能力非常強的香氣。這個香氣告訴我們，正因為有將根深深地扎在地底，莖葉才能夠不斷地向上伸展。

　　岩蘭草可以在增強我們接地能力的同時，提昇我們的靈性。它也是眾所皆知，能夠統合第一到第七脈輪能量的香氣，能夠將肉體和靈魂結合在一起，促成自我統合。

　　讓人藉此意識到「在日常生活中也有靈性存在」的真實感受。現代追求靈性事物的人很多，儘管這些人想要提昇自己的意識，非常關切肉眼不可見的能量，但靈性是根基於我們所在的這個現實世界中，也就是指我們身著的這副物質性的軀體。

　　所謂精神的載體，即我們所持有的這副肉體。不管我們從事精神性多麼崇高的工作，若身為載體的肉體狀況非常差，便無法讓我們順利地在人生裡發生的種種事件中乘風破浪。因此，好好照顧自己的身體並適度運動，提高身體的能量，對任何人來說都是極為重要的事。

消除不安與焦慮、給予我們平靜安穩的香氣

　　當我們想要提昇靈性的時候，我認為首要之務是去意識自己第一脈輪的狀態，而不是突然就活化精神性的上三脈輪。而岩蘭草的香氣可以說是幫助我們取得平衡的重要夥伴。

　　因為它是非常精緻的香氣，所以光只是吸嗅這

個香氣，就能夠讓我們的感覺變得越來越敏銳。透過這樣的方式，我們也變得能夠意識到，現實世界中許許多多的面向其實都存在著靈性。

岩蘭草和安息香不一樣，以陰陽來區分的話，其屬陰，具有冷卻的作用。因此，它的香氣能夠給予我們安穩的平靜感受。具有讓不安和焦慮情緒冷靜下來的效果。讓自己燃燒殆盡的人，以及彷彿總是被事情追著跑，想著「不再更加、更加努力的話不行！」的人，在使用了岩蘭草精油之後，能被引導進入相當深層的放鬆狀態。

岩蘭草本身也具有淨化能量體（氣場）的作用，所以也非常推薦療癒師使用。因為岩蘭草和第一及第三脈輪的能量相連結，傳統上，我們會在第三脈輪所對應的心窩處滴上一滴岩蘭草，並以逆時針方向塗抹，以保護那些容易和他人的情緒共振、共感能力很高的人。

推薦的使用方式

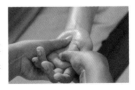

　　將一滴精油滴在手上並用兩手掌心將精油搓熱，讓香氣縈蘊在自身能量體周圍後，可以強化能量體的保護效果，以及抵禦那些會對身體造成影響的事物。綜上所述，植物的香氣真的是我們在保護能量體時的強力幫手。

拉丁學名：*Pogostemon cablin*
科　　屬：唇形科
萃取部位：嫩葉

廣藿香
Patchouli

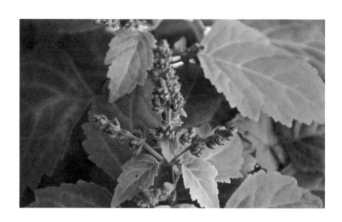

植物簡介

　　廣藿香是在我們接地、面對現實時的得力幫
手。因為廣藿香是沒有肥沃的土壤就無法順利成長
的香草植物，所以它會大量吸收來自大地的滋養。
廣藿香的精油是從肥沃土壤中孕育出來的葉片部份
萃取而來，其罕見的製作方式也是它的一大特色。

　　因為是將取下的葉片乾燥並進一步發酵後，才
拿去蒸餾精油，所以廣藿香精油就如同威士忌和白
蘭地等洋酒一樣，隨著放置年數的增長，香氣會越來
越馥郁。因為有這樣的製作背景，它可以幫助我們踏

實地向前邁進，讓我們能夠為了釀出人生的美酒善加利用瑣碎的時間等，是能夠給予我們穩健、細心和豐盛感受的香氣。

身心作用

第一脈輪的生命課題中也和「滿足於自己所冀望的豐盛」有所連結，它讓我們意識到「**在現實生活中追求豐盛是可行的**」。當我們因為「**已擁有自身所需的一切**」，對眼前的現實感到滿足時，會覺得廣藿香的香氣讓人身心舒暢。然而，當我們對現實抱持著「我所期望的不是如此」的想法，處在無法接受眼前豐盛的狀態時，或許會覺得這個香氣不是那麼好聞。

此外，對於找不到自己人生目的，不知道自己究竟要以什麼方式生活，以及根本就不了解自身存在意義的人來說，這個香氣似乎讓他們難以應付。如此說來，廣藿香正是能夠讓我們瞭解自己目前內心狀態的指標計。

反過來說，喜歡廣藿香香氣的人，通常是已經紮實地建立了自己的基石，並喜歡在基石上不斷累積經驗的人。因為這個香氣可以讓人察覺到，「**不管改變有多少，不管從何時開始改變，人生必然是能夠改變的**」，所以當這樣的人計畫調整第一脈輪

時，會孜孜不倦地努力，展現出一定的成果。而擁有明確的價值觀並想要讓自己的基石變得更加穩固的人，也相當適合使用廣藿香精油。

過去曾有一位學生說「不管我怎麼嘗試，就是無法接受廣藿香的香氣」，但在數年後他竟突然又說「我從沒發現，廣藿香的香氣竟是如此地美妙」。咦？我感到相當不可思議，便問「你生活上出現了什麼樣的變化嗎？」而他滿懷笑容地告訴我「我要結婚了」。

尋得能夠讓自己扎根接地的歸屬之處後，應該會讓我們下意識地將這樣的現實視為充滿豐盛的禮物吧！

用香氣填滿無法感到滿足的缺失感

此外，廣藿香對於減肥也非常有幫助，若你正打算改變自己身體肌肉或脂肪的比例時，請務必試試看廣藿香精油。第一脈輪非常混亂的人，會出現不少像是因感覺不安而過量飲食等不良的飲食習慣。當我們無論如何都想要將某種不被滿足的感覺給掩蓋、填滿起來的時候，因為人只要一進食就能夠立刻冷靜下來，所以我們會傾向選擇「吃東西」這個極其方便的手段。但是，當我們的肚子再度空下來，無法被滿足的想法便又會開始浮現，然後，我們又會繼續吃東西……。這種時候，能夠幫助我們面對現實

的正是廣藿香，它能夠讓我們從現實中去理解「縱使我的心中有匱乏的感覺，也不一定能透過吃東西消解掉這樣的匱乏感」。

　　此外，因為廣藿香精油具有很好的雕塑身形效果，將它加入按摩油中做使用的話，可以讓我們的肉體產生明顯的變化。既可以有效地預防或除去橘皮組織，又能夠藉由調整神經系統的平衡，讓情緒穩定下來。**當我們想要改變如同我們生命根基的這副身軀，我相當推薦使用廣藿香的香氣。**

推薦的使用方式

　　我推薦將廣藿香做為身體和臉部的按摩油來使用。不管是在spa館接受芳療師施術的時候，還是在家中自己按摩的時候，都很適合使用廣藿香。因為其香氣具有抑制食慾的作用，所以它也能夠有效調整有過食傾向的飲食狀況。

　　此外，它既能夠讓皮膚緊實，又能夠雕塑我們的身體線條，所以可以避免我們在瘦身時產生皮膚皺褶。我也很推薦在意肌膚老化問題的人，使用廣藿香來修復臉部的肌膚。

活化第一輪脈輪的練習

① 透過園藝等方式和土壤接觸

和第一脈輪相關的身體部位包括腰部以下和手指尖。為了能夠與地球的能量連結，讓自己能夠腳踏實地的扎根接地，接觸大地是很有效的方式，所以很推薦各位透過園藝等方式接觸土壤。

② 多做可以使用手指的活動

進行能夠使用手指的活動也可以調整我們的第一脈輪，所以請透過愉快地做料理和做手工藝等方式，積極地使用手指！以治療為業的人大多都能夠踏踏實實地生活著，這應該可以歸功於他們每天都會使用身體和手指為人進行治療吧！

③ 以嬰兒般的心情進行爬行練習

如同嬰兒般，以四肢著地的方式向前爬行，能夠給予第一脈輪非常好的影響。我們可以感覺得到一直往頭部衝的能量逐漸透過四肢慢慢往下移動，應該也能感覺到有能量在身體內部轉動。

當我們像嬰兒般爬行時，頭部會向後彎曲、胸部會打開，自然而然就能讓對應第四脈輪的胸部區域伸展開來。因此，這個練習除了能夠活化第一脈輪，還能有效地調整第四脈輪。

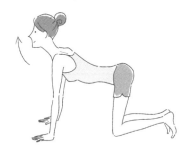

透過互補色去感受
第一脈輪和第四脈輪的關係

代表第一脈輪的紅色和代表第四脈輪的綠色是互補色,透過這一點我們可以得知——這兩個脈輪之間存在著互補關係。

第一脈輪的生命課題是「與生存相關的無條件安全感」。然而若是在童年時期建立了「只要不努力就無法獲得他人認同」的信念,長大之後也會經常對生活感到隱隱不安。另一方面,第四脈輪的主題是愛——接受並去愛真實的自己。若認為自己和其他人比起來「我是有所不足的」、「如果不再更努力是不行的」,請試著同時對照第一和第四脈輪兩者的主題。

將這兩者的意義組合在一起後,我們的心中會湧現「我的存在本身就充滿著價值」如此深刻的安心感,並讓我們能夠接受真實的自己。據說,要在生活中實踐與第四脈輪相關的愛的生命課題是最困難的,但透過瞭解第一脈輪所蘊含的真理——「我們所需要的所有事物已一應俱全」,或許就能夠發現所謂的愛,其實非常簡單。

生命課題

第一脈輪的顏色

與生存相關的無條件安全感

第四脈輪的顏色

愛——接受並去愛真實的自己

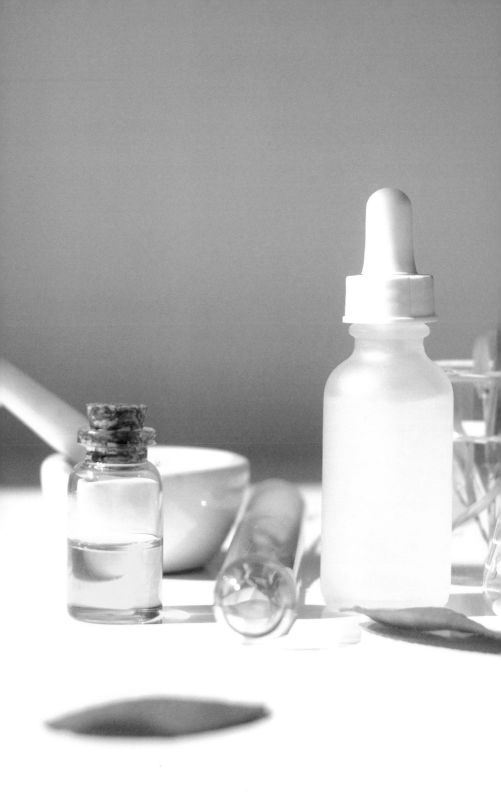

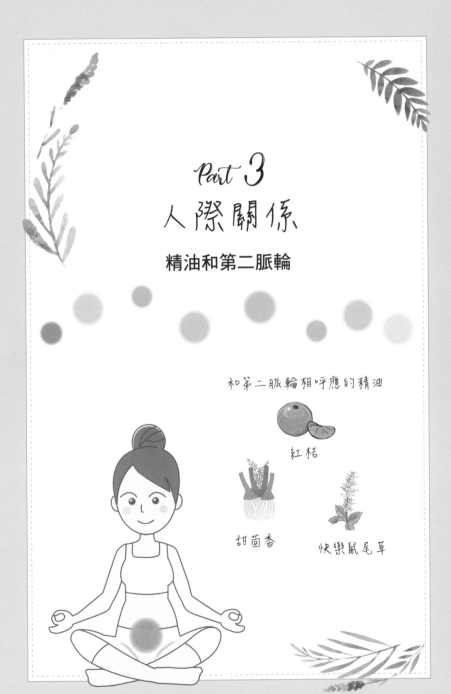

Part 3
人際關係
精油和第二脈輪

和第二脈輪相呼應的精油

紅桔

甜茴香

快樂鼠尾草

第二脈輪的生命課題

對應身體薦骨周圍區域的第二脈輪，又稱為生殖輪，梵文稱為「Svadhishthana」，具有「甜美」、「甘甜」的意義。

第二脈輪要帶領我們學習的是——「存在本身即是喜悅」。

因為是帶有「2」這個數字的脈輪，透過1＋1＝2這樣的道理，我們可以知道第二脈輪的生命課題意味著，我們要作為一個人去面對另一個人，並且在與另一個人的相處過程中，互相學習並分享彼此的感受與喜悅，即所謂的「人際關係」。

這個脈輪也會對我們每個人內在具有的創造力造成影響。當我們在和其他人一對一面對面相處時，你認為會誕生出什麼樣的事物呢？其實在這個過程中所誕生的正是我們的情感。我們可以根據情感的不同，創造出各式各樣的事物。就此，**我們可以理解第二脈輪最主要的生命課題即是——透過品味情感讓人生變得多采多姿。**

4～7歲是學習建立人際關係的重要時期

這個脈輪的發展時期普遍被認為是4～7歲的年齡階段。不過現在因為有些孩子從嬰幼兒時期就被送到托兒所托育，所以這個時程也不是那麼一定。一般而言，小孩子在3歲左右前都是在家裡受照顧，孩子的要求會被以母親為首的大人們給滿足，因此，孩子內在的安心感便能夠在這個環境下逐漸發芽長大。在充滿安心和安全感的家庭中長大的孩子，其開始進入幼稚園這樣的社會

場所的時期，和第二脈輪的發展期是互相重疊的。幼稚園中，有許多和自己有著相同立場的孩子，我們會在和其他孩子相處的過程中，逐漸培育出多彩多姿的情緒和情感。

舉例來說，當朋友對自己說「來玩吧！」的時候，對方說想要玩鬼捉人，但是自己內心其實是想要玩積木的。於是，兩個人因為意見不合而開始吵了起來。後來，對方配合自己「好唷，那我們來玩積木吧！」而自己也因為朋友的配合感到非常開心，便在下一次的時候，反過來配合朋友「好唷，我們來玩鬼捉人吧！」朋友心懷感謝地笑著回應「嗯！」自己也對此感到相當滿足。除此之外，兩個人也有可能無法達成協議，因此就一直吵架下去，然後，後悔、悲傷等情緒就會湧現心頭。

對4～7歲的孩子來說，最重要的是，像這樣好好地品嚐所有的情緒和情感。不管是正面積極的情緒，或是負面消極的情緒，

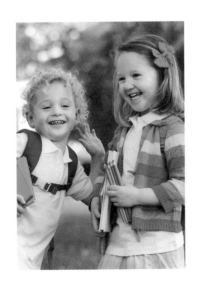

這段期間是讓我們學習如何一視同仁好好珍惜所有情緒和情感的時期。在這個時期我們會感受到，正是因為這些情緒才能夠豐富我們的人生，是能夠將悲傷和後悔變成生命喜悅的美好香料。

從小壓抑情緒也會造成身體問題

若在這個時期中發生了某些事。譬如說，在心裡感到很悲傷、想要哭泣的時候，父母和

老師卻對自己說「因為你是男孩子所以不能哭！」於是，自己便將情緒壓抑了下來。但因為第二脈輪和腸道及生殖系統是相連接的，所以這樣的壓抑行為會對這些器官造成負擔。現代腸胃道不好的男性非常地多，或許就是因為在孩童時期被教導「男孩子不要這麼愛哭」、「不可以吵架」等，造成情感上的壓抑，而無法自由地去品味情感的各種表現。若是沒有將這些情感釋放出來，就這樣長大成人後，會變得容易因情緒上的壓力出現拉肚子的情況。

而不善於坦率地將自己情感表達出來的女性，有不少人會經常出現便祕的問題。我認為或許是因為這些女性在孩童時期被教導「因為是女孩子，所以要表現得端莊賢淑」，因此無法盡情將自己的情緒表現出來，腸道也因而變得相當敏感。

原本，喜怒哀樂等所有的情緒都沒有好壞之分，每一種都需要充分地去感受和品嚐，但是當我們被灌輸「喜悅和開心的情緒是好的，憤怒和悲傷則是不好的」這樣的評斷式觀念之後，第二脈輪就會慢慢地失去平衡。即使我們長大成人，也會傾向於在人際關係中不斷壓抑自己的情緒，並經常受到腸胃道問題所苦。

此外，因為第二脈輪位於生殖器官彼此相連的地方，也會影響到男女之間的親密關係。若自己有某些因男女關係所引發的狀況，造成自身女性面向受到傷害的經驗，那子宮等生殖器官就很有可能會出現問題。如果妳有月經失調或是嚴重經痛的問題，請先試著好好面對自己！妳與伴侶之間的相處是否有某些需解決的問題呢？妳對於自己的女性面向懷著怎樣的情感呢？以及妳的內在是否存有任何的忍耐和壓抑呢？從這些問題中所獲得的許多覺

察，都是能夠解決自身問題的重要關鍵。

在與人相處的過程中，學習「尊重他人並尊重自己」

　　透過和各式各樣的人相處，一邊品味著五味雜陳的情感，一邊讓第二脈輪慢慢活化之後，我們的心中會湧現出這樣的感覺——「這些滋味正是我們人生中的喜悅之源啊！」

　　越是與人相處越是能夠察覺到的事物是什麼呢？

　　那就是「沒有和自己一模一樣的人存在」。

　　當我們意識到這一點，變得能夠尊重自己之後，我們就能夠去尊重抱持著和自己想法相異的他人。因此，我們會逐漸培養出「尊重他人並尊重自己」的素養，而這也是第二脈輪的生命課題之一。將「尊重他人並尊重自己」這樣的能力帶到下一個階段，也就是第三脈輪之後，便衍生出了「個性的展現」的生命課題。

　　不知道自己個性的人，會傾向於只和少數的人做接觸。當我們侷限在這狹隘的人際關係中，不知不覺間，身邊就盡是個性相似的人，也少有機會可以去體驗如何尊重他人並尊重自己。

　　就算只待在特定的人際關係中，我們還是能增加共通的人際圈，舉例來說，因為Ａ先生是Ｂ先生和Ｄ先生的共同朋友，所以Ｂ先生和Ｄ先生便因此互相結識。雖然這個樣子也不錯，但結果會發現，許多人會越來越在意周遭的眼光，最後變得無法表現出自己的個性。於是，本來就不太清楚自己個性的人，就會變得完全不了解自己。

　　無法看清每個人的個性都不盡相同這一點，是因為我們沒有去和各式各樣的人建立起充分的人際關係。在這個時候，我建

議就一腳踏入對自己來說完全相異的世界，有意識地去建立嶄新的人際關係吧！因為當你試著這樣做之後，會在和各式各樣的人的相處過程中發現「欸，竟然也有這樣的人存在！」慢慢地產生全新的體悟。當我們像這樣充分品味人際關係之後，當在遇到和自己相違的價值觀時，就不會產生「為何他的價值觀會和我不一樣呢？」的違和感，而是會學習互相尊重，瞭解「你有你的價值觀，我有我的價值觀」。

因此，和各式各樣的人相處是相當重要的事。為此，在4～7歲時去體驗情感的兩難境地也是相當重要的一件事。若我們能去品嚐，在接觸到與自己不同價值觀之時所生出的喜悅之情，或者是後悔之感等，我們的情感也會隨之豐富起來，並逐漸變得能夠經常感受到人生的喜悅。

此外，教導我們第二脈輪一對一人際關係課題的老師，必然會出現在我們準備好要去學習這份課題之時。這個人或許會讓你品味到幸福的滋味，又或者是給予你悲傷和痛苦的感受。不管怎麼說，若我們能夠理解眼前這個人的出現，是因為我們準備好要從某些經驗當中學習與成長，我們就不會遭受到過分的傷害，也不會因為過於幸福而倍感不安。

自己和眼前的這個人建立起了什麼樣的關係，而自己又能夠從中學習到什麼呢？——若我們能夠以這樣的角度來看待人際關係，我們便能夠理解到在這些關係之中，潛藏著許多能夠開啟我們智慧與覺知的種子。

相對應的內分泌腺
卵巢／睪丸

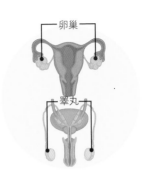

第二脈輪會對性荷爾蒙產生影響，會製造和變聲及體毛增加等第二性徵相關的荷爾蒙。和這個脈輪相關的睪丸和卵巢，其功能不只是製造精子和卵子，它們也司職性的發展與成熟。這些與生殖相關的作用，也和第二脈輪的生命課題「創造」有緊密的連結。

此外，我們與自身性別的關係（不能接受自己的性別，否定和傷害自己的男性特質或女性特質等），及與之相伴的情緒平衡問題也會對第二脈輪造成影響。舉例來說，若自己的伴侶對自己說「希望妳能夠更女性化一點」、「是女人的話就應該要……」等，單方面的價值觀持續強加在自己身上，而自己也勉強自己，讓自己的行為舉止都符合伴侶所追求的女性形象。結果，自己就變得習慣否定自己的真實面貌和女性特質了。

一直像這樣忍耐下去會出現荷爾蒙平衡被破壞、生殖能力下降和月經不順等問題，也會產生許多生殖器官不適的狀況。為了要防止這樣的事情發生，慢慢去學會第二脈輪的課題「在尊重對方想法的同時，也要重視自己的價值觀」可以說是相當必要的。

能量中心的顏色
Orange 橙色

自然界的象徵：柳橙（水果）、太陽、篝火、夕陽
「橙色」的能量意義：朝氣蓬勃、快樂、社交性、人脈、美麗、外觀

　　說到橙色，應該有不少人在腦海中浮現出水果中的柳橙吧！富含維他命，只要吃了就會充滿元氣，這應該是柳橙帶給人們的印象。正如這樣的印象，橙色是象徵元氣的顏色。因為其色彩如太陽般地鮮明、明亮，能夠帶給人朝氣蓬勃的感受，所以又被稱為「樂觀主義的顏色」。友善和親切也是橙色的特徵。此外，橙色也具有篝火的象徵意義。我認為可以將它想做是露營的主要活動——營火晚會，應該會比較容易讓人理解其意涵。眾人集結在一起互相交流、互相結識，並能夠和朋友在一起大聲嬉鬧、炒熱氣氛。如篝火般的橙色正代表著如此特殊的祭典和活動所帶來的興奮雀躍感。當受到橙色所吸引的時候，我們或許是希望自己能夠像這樣開心地和周圍的人們互相交流吧！

　　正如人際關係這個生命課題所示，人與人透過互相交流所產生的「情感」，和橙色十分相關。情感中正向積極的面向會以喜悅和快樂表現，而負向、消極的面向則會有震驚、創傷和依賴等反應。在與人相處的過程中於情感上所產生出的震驚和創傷，以及情感的壓抑等，可能會讓對應第二脈輪所在位置的腸道和生殖器官出現失調的情況。每日的生活都遍尋不著快樂和喜悅，總是因為人際關係和過度依賴的問題而煩惱著，這樣的情況也有可能會讓代表第二脈輪的腰部區域出現疼痛的問題。

　　此外，因為橙色是非常顯眼的顏色，所以施工現場的交通錐和海邊的救生圈（因為大海的藍色會讓互補色的橙色看起來十分明顯）等都是使用橘色。

　　橙色的顯眼也代表著它具有「清晰可見」的特徵，也因而衍生出外表、事物的外觀及美麗等象徵意義。而選擇橙色作為個人代表色的人，大多是從事能夠讓外表變得美麗動人的美容師、髮型師以及美容顧問等職業類型。

　　另一方面，從篝火的印象能夠讓人感覺到，橙色還具有「親手加工」的特徵。因此，喜歡大自然的人中，會選擇綠色的是喜歡原始大自然景觀的人；而選擇橘色的人，則大多喜歡維護的乾淨整潔又美麗的庭園造景。

　　以色彩療法的觀點來看，對橙色感到在意的代表意義如下所述。請務必將瞭解自己的狀態做為目標，細細地去品味以下內容。

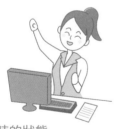

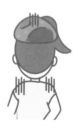

平衡時的狀態

- 對任何人都表現得親切、友善，想要和許多人互動
- 開朗有元氣、十分樂觀
- 身邊圍繞著美麗的事物和快樂的人們，因而感到非常幸福

不平衡時的狀態

- 不認為人生是快樂的
- 在情感上遇到打擊並有所壓抑
- 容易向人撒嬌、依賴他人、有創傷經驗

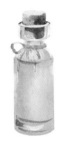

具有橘色光波長的精油

紅桔　　甜茴香　　快樂鼠尾草

代表橘色的精油，甜橙，可以完美地與第二脈輪相互協調。紅桔，因為其顏色也帶著些許紅色，所以紅桔精油也能夠和第一脈輪及第二脈輪兩者相互共振。

此外，具有腸道（第二脈輪所對應的臟器）解毒作用的甜茴香和胡蘿蔔籽，也都是和第二脈輪有深刻關連的精油。**從種子部位萃取出來的精油，具有將導致第二脈輪失衡的「壓抑情感」的毒性清除的作用。**

第二脈輪的梵文Svadhishthana具有「甜蜜、甜美」的意涵。能夠給予人心醉神怡的陶醉感受的快樂鼠尾草和茉莉原精，可以讓人想起第二脈輪的生命課題「存在本身就是喜悅」的感覺。

作為代表第二脈輪的香氣，在這裡我想要介紹紅桔、甜茴香和快樂鼠尾草這三種精油。

拉丁學名：*Citrus reticulata*
科　　屬：芸香科
萃取部位：果皮

紅桔
Mandarin Red

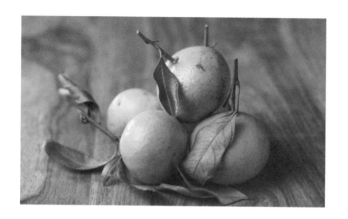

植物簡介

　　紅桔的精油分為從完熟果皮中萃取出的紅桔精油，和從即將成熟的綠色果皮中萃取出的綠桔精油這兩種。毋庸置疑地，從具有鮮豔橙色果皮的完熟紅桔中萃取出的精油，與第二脈輪十分和諧。雖然說紅桔主要呈橙色，但因為它也帶著些許紅色，所以也很推薦使用這個香味來平衡第一脈輪。

　　在柑橘類的水果之中，葡萄柚和柳橙的皮都相當堅硬，而紅桔的皮則又薄又軟，輕易就能用手剝除。

因為紅桔精油是從如此纖細的果皮中萃取而出，所以其振動頻率也相當精細，能夠撫慰對情緒相當敏感的人的細膩之心。

此外，因為它也很適合用來調整孩子在情緒上的失衡，所以也被稱為「孩童的香氛」。對於那些心思細膩、感官感受十分敏銳，以及無法適應周遭環境的孩童而言，紅桔的香氣就像是個意氣相投的好夥伴。

因為柑橘類的果實孕育著植物的下一代，所以也具有「小孩」的象徵意義。這個香氣能夠讓我們與位於自己內心深處、和小時候受傷的自己年紀相同的「內在小孩」快樂地互動。

身心作用

因為此香氣具有細膩的特點，因此能和那些對周圍的反應十分敏感、無法順暢表達出自己的情感，以及具有細膩感性的人產生共振。

此外，從可以食用的植物和果實中萃取出的植物精油，對於消化系統也有所助益，可以和緩地調節消化系統的功能。

作為拒食症患者的治療也相當合適的香氣

我們可以將紅桔精油使用在壓力性厭食症等問題的治療上。說到厭食症問題的發生，有可能是患者想要傾訴，創造出自身肉體的母親並沒有給予自己足夠的關愛，或者是患者一直在忍受某些事物。患者應該是刻意不給予母親所創造出的這個身體營養，以對母親發出暗示。

在這種情況下，紅桔的香氣能夠讓我們探尋孩童時期的細膩情感，並慢慢地撫慰及鎮靜那受傷的部分。雖然這是相當沉穩的香氣，但因為也有刺激食慾的作用，所以會使用在治療與母親之間的關係扭曲而導致厭食症的患者上。

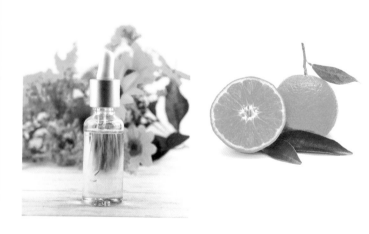

此外，這個香氣可以同時與第一和第二脈輪產生共振，所以也蘊含著安全感的力量。「就算不拚盡全力去做什麼特別的事情，也沒有關係」，這溫柔的香氣彷彿會無條件地接受真實的自己。試著實際吸嗅這個香氣之後，我們可以感覺到在吸吐之間充滿著十分細緻的香氣分子。

溫暖呵護不擅長與人相處的細膩之心

心思細膩的人在與他人相處的過程中會感到非常緊張，甚至會因為太過緊張，讓對話難以順暢地進行。即便在這樣的狀況下，只要我們吸嗅紅桔這般的細緻香氣，便能讓我們產生「我只要做自己就好了」的想法，而肩膀的緊繃感也會在瞬間消失。

在人際關係上，因為紅桔能夠喚起「我不需要過分地表現自己」、「我只要做自己就好」的想法，我希望那些在與人相處的過程中會感到緊張，無法順暢地與他人對話的人，務必試著活用紅桔精油的力量。

柑橘類植物的果實大多栽種在日照時間很長的地區，因此，果實的外皮部份會吸收大量的太陽能量。將這樣的果皮不經任何處理，直接壓榨萃取而出的，便是柑橘類植物的精油。所謂的精油，指的是將植物蒸氣蒸餾後所萃取出的物質，嚴格來說，

柑橘類植物的精油並不是精油，而是新鮮的植物精華。其實這個植物精華可以說就是太陽的精華本身，從陰陽的觀點來看，它具有十分強勁的「陽」氣。

此外，因為果實的皮本身也具有保護內容物的職責，所以這個香氣可以保護那些和人在一起就容易緊張、心思細膩又怯懦，並且總是無法自在地做自己的人。因為只要吸嗅這個香氣，就能夠讓人產生「保持原來的自己就好」，如此備受呵護的感覺，進而讓我們能夠徹底放鬆下來，自在地做自己。紅桔也能夠為在生活與工作中經常要顧慮各種事物，大量消耗「氣」的人們補充能量。

❧

推薦的使用方式

因為紅桔會對皮膚造成刺激，所以不可以直接將精油塗抹在身上作使用，建議將它滴在擴香儀中來享受香氛浴，會是比較安全的使用方式。雖然它是眾所皆知，很適合使用在小孩身上的「孩童的香氣」，但在高劑量的使用下，會讓神經興奮，反而會導致孩子躁動不安、不易入睡等狀況發生，請千萬注意不要使用過度。此外，少量使用紅桔精油可以帶來鎮靜神經、使人放鬆的效果。

甜茴香
Fennel sweet

拉丁學名：*Foeniculum vulgare*
科　　屬：繖形科
萃取部位：種子

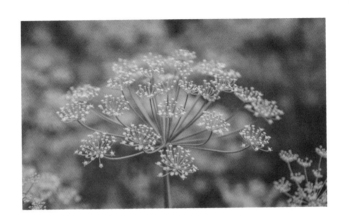

身心作用

　　甜茴香的香氣能夠讓人明確地分辨出自己的好惡。當我們到訪某些民族風味的料理餐廳時，服務人員會直接拿出甜茴香的種子做為開胃小點，因為它具有調理消化系統和殺死造成蛀牙的乳酸桿菌這兩種作用。此外，胡蘿蔔籽等可以調理消化系統的香料類精油，大部分也都與第二脈輪有著密切關係。

　　一般來說，甜茴香會使用在**腸道的排毒**上。具有改善便祕和因腸氣堆積所造成的腹部脹氣等作用。但是，到底是什麼造成便祕和腸氣堵塞的呢？總是用

力壓抑住自己的感情，無法好好將自己的想法和意見說出來的人，第二脈輪會變得越來越弱。而第二脈輪的失衡又會讓腸道的功能變差，讓糞便和腸氣不易排出體外而阻塞在腸道裡面。

甜茴香能夠在這個問題上發揮很強大的效用。因為它那舒暢的香氣具有很強的紓解能力，能夠促進腸胃蠕動，並幫助我們將不要的東西都排出體外。

具有促進生殖系統功能的類雌激素作用，也是甜茴香的一大特徵。雖然也有人說患有婦科疾病的人最好不要使用具類雌激素作用的精油，不過只要自己能夠負起責任，以能夠聞到些許香氣的程度來使用甜茴香精油應該也不錯吧！

為何我會這麼說呢？因為大部分在男女關係上

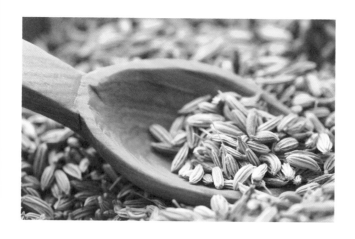

過度壓抑自己的情感，生殖系統因而受到傷害的人，都會非常喜歡這個香氣。我想這一定是某種希望將壓抑的情感好好紓解開來的暗示。若我們繼續將這些堵住的情感放置不理，因而演變成婦科疾患的可能性會非常高，若你發現自己正處於這樣的境況之下，我建議可以試著將這個香氣帶入生活中，好好地去面對自己的問題。

　　所謂「喜歡的香氣」，除了帶有正面的意義之外，它還能夠幫助我們發現潛伏的問題。尤其是甜茴香精油，它的香氣可以讓我們輕易覺察到問題之所在。

透過香氣，和緩紓解受壓抑的情緒

　　這個香氣能夠讓人發現潛藏於心中的喜悅之情，並且能夠賦予我們勇氣，幫助我們打開通往自己親手打造的人生創造力之門。因為甜茴香濃烈的香氣也具有勇氣的象徵意義，我相當推薦這支精油給不太善於感受情緒、總是優先以理性思考過生活的人作使用。

　　因為它可以幫助我們紓解並淨化心中的情緒，很適合生活中不斷忍耐，再忍耐的人。若過度壓抑住情緒，身為人類的我們就會傾向於不斷思考。說到思考的代表顏色，應該就是橙色的互補色——藍色。壓抑住自我情感的人，幾乎生活中的所有大小事都會以理性思考去做判斷，在決定任何事情的時候，總是習慣

以理性而非感性來做決定。舉例來說,當我們想著「我想試著去做這件事!」的時候,這樣的人並不會因興奮「總之先試著做做看吧!」而做出行動,而是會以思考利害得失的方式,「我去做這件事情,對我會有什麼樣的影響呢?」去做出行動。對於反覆以這樣的方式做決定,逐漸變得無法給自己純粹喜悅感受的人來說,甜茴香的香氣,能夠溫柔地貼近他們的心。

❦

推薦的使用方式

因為這支精油的效果非常強勁,**所以請務必將它稀釋到1%以下的濃度再作使用**。另外,也請避免使用在孕婦和小朋友身上。若本身沒有婦科相關的疾病,可以每天都使用它來按摩腹部。因為甜茴香具有類雌激素的作用,所以經常使用,不只可以達到消解便祕等調整腸道的效果,還能夠幫助我們調整生殖系統的功能。

快樂鼠尾草
Clary sage

拉丁學名：Salvia sclarea
科　　屬：唇形科
萃取部位：全植株

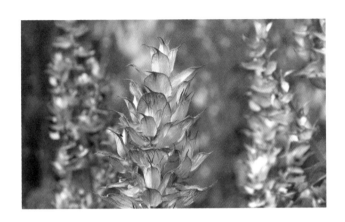

植物簡介

　　這個香氣會帶領人體驗一種特別的陶醉感，讓人獲得「這就是喜悅」的感受。一般來說，因為快樂鼠尾草的精油，大部分是位於心型的綠色葉子和粉紅色的花朵之中，所以通常都會將它使用在第四脈輪上。確實，它是與第四脈輪十分相稱的香氣，但因為我強烈感受到這個香氣和第二脈輪有所連結，所以這一次我會跳脫出普遍認知，將它放在第二脈輪的章節作介紹。

快樂鼠尾草以前曾經用於眼睛的治療上，又名「clear eye（清澈之眼）」。將開花之後所結成的種子浸在水中，接著將種子搗碎，讓黏糊糊的黏液釋放出來。據說這個液體具有能夠吸附眼中異物的功效。

綜上所述，快樂鼠尾草具有實際讓眼睛變得清澈、明亮的效果，因此，**它的香氣也能夠賦予我們「看見肉眼不可見事物的力量」。因為它能夠提高我們的直覺力和感受性、打開FEEL的感官感受，我們因而得以感受到肉眼不可見的事物。**

又因為是十分女性化的香氣，可以和第二、第四、第六等偶數的脈輪產生非常強烈的共振。偶數脈輪除了具有偏女性面向的「包容力」特質外，也和「理解力」有所關聯。所謂的直覺和靈感，是上天賜予給我們的訊息。不過，若我們不具有感受的能力，我們就無法接收到這樣的訊息。由此可知，快樂鼠尾草的香氣也能夠幫助我們開啟肉眼不可見的感知能力。

此外，快樂鼠尾草也因具有類雌激素的特性，能夠調節體內荷爾蒙的平衡而為人所知。與此同時，**快樂鼠尾草強而有力的「放鬆」作用，能夠讓我們的身體、心靈以及情感的所有一切都和緩地釋放出去**，我真心希望每天生活在高度緊張的環境、不斷消耗著身體能量的人，可以試著使用這個香氣。當身體的空間

變得越來越窄縮，我們的呼吸會變得短淺，心也開闊不起來。我認為有此困擾的人，可以試著去品味這個香氣所帶來的放鬆之感。

打開自身感性，讓情緒得以釋放的香氣

就我的觀察，無論任何事都以頭腦做決定、無法信任自己的感覺和感受能力等思考型的人，在現代社會中正大量地增加著。每個人對香氛的印象都是自己獨有的寶物，不需要對自己所感覺到的事物添加任何評斷，當我在課程中請學生描述對香氛的印象時，有不少的學生會詢問「這個香氣帶給我這樣的感覺是好的嗎？」、「這樣的感覺是正確的嗎？」。

雖然我每一次都會告訴他們「你透過香氛所察覺到的，就是對你而言最重要的事物，不必再經過他人的評斷和確認」……，但對於總是以非黑即白、不是○就是×，視正確與否為重點在思考的學生而言，他們似乎相當不擅長自由地去表現出自己感性的面相。而快樂鼠尾草的香氣很適合幫助這樣的人釋放自己的感情和情緒。

這些人之所以會習慣以頭腦思考去做決定，或許是因為他們在童年時期有被他人否定過自我感受的經驗也說不一定。不過，現在我們已經長大成人，已經能夠照顧自己那受傷的心。而快樂鼠尾草的香氣也能夠溫柔地陪伴我們度過這樣的傷痛。

因為快樂鼠尾草也能夠與第四脈輪產生共振，所

以其也蘊含著「愛」的生命課題。在建立親密關係的面向上，意料之外地，我發現有許多人的狀況是——伴侶雖然很願意付出，但自己卻無法坦然去接受對方給予的事物。即便如此，坦率地說聲「謝謝」，將他人給予我們的東西好好地收下來，也是一種愛的形式。而可以帶領我們察覺到愛這個面向的，正是快樂鼠尾草的香氣。

推薦的使用方式

這支精油可以使用在療程、沐浴、香氛浴、製作香水等各式各樣的領域當中。我們可以使用它來達到放鬆身心的舒暢效果。不過，因為它也具有讓人心醉神怡的作用，並不適合在接觸到酒精的時候使用它。當我們使用快樂鼠尾草做完按摩之後，請盡量避免攝取酒精。此外，包含快樂鼠尾草在內的香草系香氣，又被稱為「細膩的香氣魔術師」，在調香的時候，它們具有整合所有香氣的作用。因為香草系的香氣來自於各種萃取部位，香氣十分複雜。因此只要加入少量的香草系精油，就能夠讓香氣產生些微的變化及統一感，我非常推薦在調香的時候將香草系的氣味作為提香來使用。不過，因為快樂鼠尾草的香氣十分濃烈，使用的時候請從極少量開始慢慢加入，以找到最適合自己的香氛。

活化第二脈輪的練習

① 使用橙色來溫養丹田

所謂的丹田，是與第二脈輪位於同樣位置的能量點。透過溫養丹田，能夠讓我們的第二脈輪活化，所以我很推薦各位使用能夠保暖腹部的肚圍。也請務必選用橙色的肚圍（橘色的肚圍在網購平台等處都有販售）。或者，我們也可以使用橙色的毛巾來包裹腹部周圍。

橙色也被稱為「情緒緩衝器」，當我們遇到令人震驚的事件而情緒大亂的時候，據說只要將橙色的毛巾包裹住腹部，就能夠達到吸收震驚情緒的效果。若你是不太善於吐露情感、習慣壓抑情緒的人，請試著將橙色的服飾配件當作夥伴，用它們來調整第二脈輪吧！

② 地板擦拭運動

以能夠調整第一脈輪的嬰兒爬行姿勢，加上用抹布橫向擦拭地板的動作（上半身如汽車雨刷般地擺動），可以同時刺激並調整第一和第二脈輪。

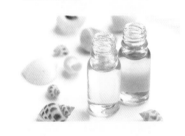

專欄

透過互補色去感受
第二脈輪和第五脈輪的關係

因為代表第二脈輪的橙色和代表第五脈輪的藍色是互補色，透過這一點我們可以得知——這兩個脈輪之間存在著互補關係。

首先，第二脈輪的生命課題是「人際關係」。人與人透過面對面相處會產生快樂、喜悅、悲傷、憤怒等各式各樣的情緒，第二脈輪的修習並非要我們去評斷哪種情緒是好的、哪種情緒是不好的，而是要告訴我們，每一種情緒都是平等的，並沒有任何的優劣之分。然後，我們就可以體會到，當一視同仁地去品味這些情緒，我們的人生會變得更豐盛。若是我們評判正面積極的情緒是好的，而負面消極的情緒是不可以出現的，並將負面情緒壓抑起來的話，第二脈輪最終就會失去平衡。而這同樣也會影響到人與人之間的溝通狀況，當我們逐漸變得無法說出真心話，就有可能會讓自己在所有事情上一味迎合他人的意見。

另一方面，第五脈輪的生命課題是「溝通」。將自己心中的想法說出來，向對方傳達自己的意見，覺得自己實在做

生命課題

第二脈輪的顏色

人際關係

第五脈輪的顏色

愛——接受並去愛真實的自己

不到、覺得這很困難的人，或許喉嚨也會經常出現不適的感受。

　　在表達意見的時候，有些人會因為意識到對方的感受和希望，而不說出自己內心的想法，反而是迎合對方，盡說一些對方預期聽到的答覆。若想要擺脫這樣的慣性，請好好直視第二脈輪的生命課題，更加深入地去凝視自己的內在吧！

　　此外，當我們讓第二脈輪和第五脈輪共同運作，就能夠學會在尊重自己的同時也尊重他人。如此一來，就能夠建立起讓彼此都感到舒適、愉快的關係，創造出能夠互相傾訴內在真實之聲的場域。

脈輪芳療

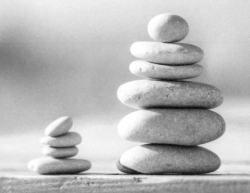

Part 4
個性的展現
精油和第三脈輪

和第三脈輪相呼應的精油

荳蔻

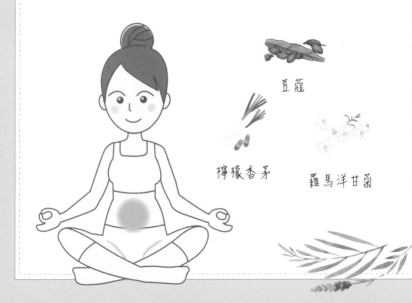

檸檬香茅

羅馬洋甘菊

第三脈輪的生命課題

　　位在心窩處的太陽神經叢被視為是所有神經的中心，而第三脈輪也正好對應到心窩的位置，因此，第三脈輪也被稱為太陽神經叢輪（Solar Plexus Chakra）。

　　其梵文為「Manipura」，譯為光輝的寶石，其意指我們每個人都是光輝的寶石，都是充滿價值、閃閃發光的存在。

　　此外，太陽是宇宙中獨一無二的存在。如同前一章節所敘述過的，要學習第二脈輪的課題，我們必須投身進入社會當中，透過與各式各樣的人接觸相處，以體驗種種的情緒和感情。接著，我們便會經歷這樣的覺察，「既然沒有任何人和自己是一模一樣的，那麼，我究竟是什麼樣的存在呢？」接著，我們就會向上移動到第三脈輪，學習第三脈輪的生命課題——展現自己的個性，**並慢慢強化身為「個體」的力量**。

　　我們會一邊思考著「自己究竟是什麼樣的人」，一邊在社會生活中找到自己的存在意義。「為了能夠找到自己在社會中的定位，而投身進入外面的世界」，這正是第三脈輪所帶給我們的印象。一般來說，第三脈輪的發展約在8～11歲的時候，這剛好是我們上小學後，在班上尋找自我定位的時期。

8~11歲培養自信的階段

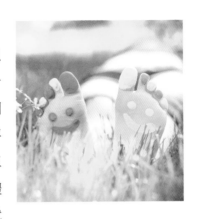

　　小朋友通常在小學二年級以前，會覺得我和他人之間沒有什麼不同，每天都開心地一同嬉鬧玩耍，大家的立場和位置都是平等的。然而，當我們升上小學三年級後，會在班級這樣的社會體系中擔負各式各樣的職責，也就是說，個人的性格特質會很明顯地被分割出來。像是孩子王、踏實穩健的優等生、具有領導能力的孩子，以及謹慎溫馴的孩子等，正好在這個時期，孩子們會明確地建立出各自不同的角色特質。

　　我在二女兒小學一年級到三年級的這三年間，每天都會陪她一起上學，我親眼見證到，當孩子們一升上三年級之後，他們便在班級中扮演各自的角色，逐漸發展出自己的個性。我認為或許是和女兒一同上學的關係，讓我自己因為這樣的體驗而加深了對第三脈輪的理解，透過這樣一邊試著在社會中找到「自己究竟是什麼樣的人」，一邊逐漸展現出自我個性的時候，在根本上最重要的正是，對自己的「自信」。若對自己感到信心薄弱，反而會產生出「不不不，我這種人……」、「我不想引人注目……」等情感，不太能順利找到自己的定位。但是，第三脈輪告訴我們，我們必須跨越這樣的煩惱，讓自己的個性能夠熠熠生輝。而在這之中最大的生命課題就是「自尊心」。此外，還有一個相關聯的

課題，就是能夠適當約束自己行為的「自律心」。

試著遵循內心的聲音

出社會這件事，其實就是我們掛上某個頭銜、戴上另一個人格面具，成為某個特定的角色。因此，展現出自我，絕對不是一件不好的事。只不過，如果我們表現得太過強烈，最終就會在戴著面具的自己和真實的自己之間築起鴻溝，或是戴上面具去掌控周圍的人。

此外，當我們在社會中擔任自己的角色時，是否能夠發自內心感受到幸福，也屬於第三脈輪課題的範疇。所謂真正的幸福，是需要去學習一邊遵循內心的聲音，一邊在社會中建立起自己的角色定位。若是第三脈輪沒有順利發展的話，就表示你當下沒有遵循內心的聲音，而是藉由順應外在世界的價值觀，試圖獲得屬於自己的幸福。

舉例來說，頂著知名企業的頭銜，會感覺自己彷彿變成了十分出色優秀的人。即使明明已經發現，就算待在那個公司，也無法獲得自己所追求的真正幸福，但只要繼續頂著知名企業員工的頭銜，認為「父母親會很開心，周圍的人也會對我說『你好厲害啊』，受到社會的信任。所以我要待在這間公司。」這代表著自己正在用外在世界的價值觀來裁定自己的幸福。

在這樣的狀態下，也可以說是被他人所控制。儘管自己並不覺得幸福，卻因為其他人說過「那個人好幸福」、「那個人在某某公司就職好厲害」，而讓自己不禁也產生一樣的想法。即便如

此，無論自己多麼努力繼續待在公司裡工作，仍會不斷出現某種沒有被滿足的感覺……。其實，建立「基石」的第一脈輪和培育出「個體」的第三脈輪之間，關係是相當密切的，因此，想要瞭解第三脈輪的狀態時，我們可以將第一脈輪生命課題中的「安全感」和「滿足感」作為判斷指標。

那些光彩奪目、閃閃發光的人，是在親身投入自己的工作，完成任務、責任之後，讓自己由衷感到「好幸福！」的人，而不是以自己所屬的公司是否為知名大企業來作為判斷。反過來說，儘管具有非常厲害的頭銜和社會地位，但不知為何總是無法感到滿足、總是帶著某種不安追著工作跑的人，其脈輪運作是處於停滯狀態的。

磨練能力以提升自己的「自尊心」

「遵循自己內在的聲音」，也是第三脈輪的生命課題之一。和第三脈輪相呼應的黃色，是象徵幸福的顏色。當我們正在歷經某種考驗而惴惴不安，人生基石遭受威脅時，胃部經常會突然疼痛起來，這個狀況可以說明司職「基石」的第一脈輪，和代表著「個體」的第三脈輪是息息相關的。

此外，因為第三脈輪和分泌胰島素的胰臟有很深的關連，而和第一脈輪相關的腎上腺所分泌的腎上腺素，會協同胰島素一同在身體內作用。因此，我們經常會在不安的時候感到胃痛，或是在背負過多壓力的時候，出現胃潰瘍的情況（關於胰臟和腎上腺的關係，詳情請參照103頁）。

　　發展第三脈輪的第一個年齡階段是8～11歲，相當於我們上小學的時期，但在長大成人之後，我們會開始去嘗試成為社會上的某個角色。發展第三脈輪的第二個年齡階段是在38～41歲的時候，當我們處在這個年齡階段，通常可能是身負主任、課長、部長等職位，並經常被委以重任。在這段過程中，我們會反覆學習到「所謂的失敗是不存在的，這些都是名為經驗的重要糧食」。當然，自己親手執行的工作有順利進行的時候，也有不順利的時候。「凡事盡力就好」、「所謂的失敗，是了解現在的自己哪裡有不足之處的機會」，當我們體驗過能讓我們如此思考的事件後，便能夠慢慢磨練出我們的「自尊心」。因此，也可以說是會被賦予許多挑戰的年齡階段。

　　儘管如此，新的挑戰仍會伴隨著不安及恐懼。這個時候，應該偶爾會出現胃突然抽痛的情況吧！不過，只要我們試著認真去面對這樣的自己，「原來如此，我是感到不安啊！原來是害怕啊！」一邊接受懷有這些感受的自己，一邊下定決心「即便如此，我還是要試試看！」好好展現自己，就能夠慢慢建立起自己獨一無二的個性。這段時期會讓我們反覆地從這樣的經驗當中，不斷琢磨、往上提高自己的能力。

　　綜上所述，第三脈輪的生命課題也包含著「選擇」和「決斷」。從這些體驗當中我們將會慢慢磨練出「自己的人生自己決定」的責任感，以及自己去做選擇的決斷力和強勁的意志。

相對應的內分泌腺
胰臟

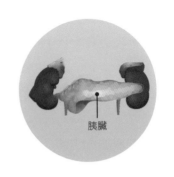

胰臟

作為內分泌系統一員的胰臟，其功能之一是製造能夠降低血糖的荷爾蒙——胰島素。因此，若是第三脈輪的平衡崩壞了，就有可能會因為血糖持續增高而演變成糖尿病的問題。

位於心窩處的太陽神經叢第三脈輪，也和第一脈輪所對應的內分泌腺——腎上腺，有所關聯。腎上腺會分泌皮質醇，是能夠讓我們降低壓力的荷爾蒙，當我們因為壓力而感到不安時，必然也會影響到太陽神經叢，因此出現胃絞痛的情況。此外，第三脈輪和消化系統的臟器也會互相影響，當第三脈輪的平衡崩壞，就有可能會造成胃潰瘍等症狀。

然而，你是否曾經有過以下的經驗呢？在飽足一頓後沒多久又出現飢餓感，又或者是突然對甜食出現強烈的渴求。會感受到空腹感，其實是體內血糖濃度變低的徵兆，但要是血糖急遽的下降，也會引發大腦的誤解，讓我們因而產生空腹的感覺。

此外，你是否曾經在肚子餓的時候變得煩躁、易怒呢？若是有這樣的情形發生，或許是因為腎上腺分泌了能夠讓血糖值上升的荷爾蒙。其循環機制如下頁所示。

腎上腺與胰臟所分泌的荷爾蒙之間的惡性循環

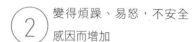

① 因為身體內的血糖濃度降低，腎上腺分泌腎上腺素和正腎上腺素

↓

② 變得煩躁、易怒，不安全感因而增加

↓

③ 為了消解這樣的感受，開始索求甜食

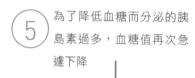

④ 食用甜食之後，因為腎上腺素等作用造成血糖急遽上升

↓

⑤ 為了降低血糖而分泌的胰島素過多，血糖值再次急遽下降

↓

⑥ 體內再次變成低血糖的環境、回到 ① ……

　　當我們陷入這樣的惡性循環後，負責分泌胰島素的胰臟會越來越疲弱，導致胰島素的分泌量開始降低，並因而發展成糖尿病。此外，腎上腺素和正腎上腺素分泌量的增加是因為我們感受到了壓力，所以說壓力本身也是造成高血糖的原因之一。

　　讓自己不斷地成長是每個人的人生中至關重要的一件事，當我們因為肩負過多的壓力而弄壞了身體和心靈，就得不償失了。透過第三脈輪讓我們得以了解尊重自己的心和身體的重要性。若我們感覺這個脈輪正處於不平衡的狀態，請使用與其相關的色彩和精油香氛，儘早開始調理第三脈輪。

能量中心的顏色
Yellow 黃色

自然界的象徵：太陽、光

「黃色」的能量意義：幸福、個性、清晰、自信、知性、希望

　　說到黃色，就是那閃耀的太陽光輝，它被視為是幸福及快樂的象徵。這個顏色，也和希望、未來、期待感等輕快、閃耀的正向積極情緒緊密相連在一起。當我們擁有「現在，我充滿幸福！」或者是「我想要變得幸福！」等想法，會自然而然地就被黃色所吸引。

　　此外，存於自然界中的黃色代表，太陽，是宇宙中獨一無二的存在，**因此黃色也帶有「個性」的象徵意義。**黃色，可以說是那些純粹追求屬於自己的幸福，不與他人做比較的人會喜愛的顏色。

　　已經確實地建立出「個體性」的人，會非常明確地知道自己喜歡的是什麼、討厭的是什麼。此外，透過光的照射，我們得以清楚看見所有的事物，因此它也有清晰的象徵意義。

　　黃色也是和神經系統及左腦有所關聯的顏色，那些擅長觀察周遭狀況，並能夠細心照料

他人的人，以及工作上需要保持頭腦清晰、經常使用腦力的人，大多會選擇黃色。不過，從另外一個角度來看，光照會讓事物一覽無遺，當我們感覺到過度擔心和恐懼、變得有點神經質的時候，通常也會選擇黃色。因此，它也被稱為是恐慌和混亂的顏色。當我們過於在意批判和嘲諷的時候，也會很容易就將眼光停留在黃色的事物上。

黃色所象徵的太陽光，正是讓生活在地球上的生物們能夠成長茁壯的能量。這個崇高的能量，能夠幫助我們建立自己的獨特性，並賦予我們智慧和力量，帶領我們走向幸福的生活。與太陽光芒顏色相同的黃色，透過讓我們知道自己是宇宙當中獨一無二的存在來提高我們的自尊心，此外，它也教導我們，人生中至高無上的幸福就是真實地活出自己。

以色彩療法的觀點來看，對黃色感到在意的代表意義如下。請務必將瞭解自己的狀態做為目標，細細地去品味以下內容。

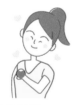

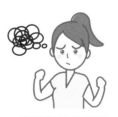

平衡時的狀態

- 幸福滿溢
- 具有清晰的判斷能力
- 充分感受到活出真實自己的感覺

不平衡時的狀態

- 感受到許多的不安和恐懼
- 不知道該如何是好，處在混亂的狀態中
- 習慣批判他人

具有黃色光波長的精油

荳蔻　　檸檬香茅　　羅馬洋甘菊

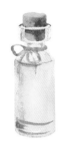

　　在成長過程中吸收大量太陽光的柑橘類水果，其果皮也如太陽一般，呈現亮麗的金黃色。具有黃色果皮的葡萄柚和檸檬精油，是能夠與第三脈輪完美共振的香氣。

　　而具有黃色花朵的伊蘭伊蘭，也是能與第三脈輪作用的代表性香氣。其他像是杜松漿果、黑胡椒、荳蔻等香料類的香氣，能夠調整胃部的消化功能，因此也能促進第三脈輪的作用。檸檬草和薄荷等可食用的香草系精油，也可以活化第三脈輪，當我們在面對外部壓力的時候，這些香氣具有保護我們自尊心的功效。

　　作為第三脈輪的代表性香氣，我接下來會詳細介紹荳蔻、檸檬香茅和羅馬洋甘菊這三支精油。

荳蔻
Cardamon

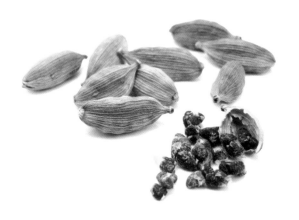

植物簡介

　　荳蔻精油的特徵是它具有十分強勁的香氣。因為其組成成分十分獨特，當我們想要好好珍惜自己作為個體的獨特性時，我建議可以充分運用這個香氣。

　　荳蔻香氣的一半成分是尤加利精油中的主成分，能夠促進情緒排解和釋放的桉葉油醇（1,8-cineole），而另外一半的成分則是存在於快樂鼠尾草和羅馬洋甘菊中，一種具有深層鎮靜作用的酯類。荳蔻的香氣中，具有釋放和鎮靜這兩種相異

作用的成分，各占了一半的比例。

這兩種成分被湊合在一起，形成了獨一無二的荳蔻香氣，並傳達給我們這樣的訊息：儘管在自己之中存在著相反的性格，我們仍可以同時擁抱這兩者。而這正是個體獨特性的展現。只要吸嗅這個香氣，便會讓人萌生想要穩穩地支持自己意志和想法的感覺，並讓我們覺得就算自由地去表現這些個性也沒有關係。

身心作用

因為荳蔻屬於香料的一種，所以其也具有提高食慾和促進消化功能的效果。所謂的消化，是指將自己所攝入的食物轉化成自身體內營養和生存所需能量的過程。若從精神層面來解析，代表著我們去做自己該做的事，並充分地去感受在這個過程中所獲得的事物，然後將它轉化成自身的能力和資源。因此，這個香氣與渴望活出自己有很深的關聯。

當我們無法在人生中感受到真正的喜悅時，應該就連食物都無法激起自己的興趣吧！不過，透過荳蔻和芫荽等香氣促進我們的消化能力後，會讓我們提高「想要品味更多人生」、「想要更加地去享受人生」，以及「想要給予自己更多的快樂」等欲求。

其實我自己以前對於吃東西這件事一直興致缺缺，在選擇要吃的食物時，總是會妥協說「沒關係，吃這個就好了」，但當我開始想要在僅有一次的人生當中，去嘗試更多的事物、更加地享受人生之後，我便積極地透過吸嗅以荳蔻為首的香料類精油來照護自己。

　　然後，不可思議地，我的心中自然而然地湧現出「想要好好對待自己」、「想要讓自己吃到美味的食物」等想法。讓我逐漸瞭解到，擁有欲望究竟是什麼樣的感覺。我認為這或許正是自尊心的來源。

　　黃色在色彩療法中代表著「崇高的智慧」。舉例來說，若我們抱持著「因為很忙，所以吃什麼都好」的心態，盡是吃些快速方便的垃圾食物時，雖然對社會來說，因為有物品的販售，這樣的舉動可以帶動經濟成長，但對個人來說，我們的身心會變得越來越不健全。若抱持著「想要攝取對自己的身體和心靈都有所幫助的食物」想法的人，以及想要吃有機食物的人增加的話，便可以為那些以疼惜大地的有機農法栽種農作物的農家帶來最真切的支持，並且，也能夠豐富地球的自然生態和保持我們身心的健全。當我們試著想像這樣的正向循環後，應該就能夠發現在我們每一個人的內心都存有「給予自己對身體和心靈有益的事物」這簡單的智慧，

而這個智慧會帶領我們讓地球變得越來越好。

幫助靈魂擺脫壓力並使其成長的香氣

對於感受到壓力的人，荳蔻的香氣能夠發揮功能，保護這些人能不被內心的沉重壓力所擊倒。因為荳蔻是從種子中萃取而出的精油，而種子被一層外殼所包覆著，因此，種子類的精油都具有很強效的保護能力。當我們被不安和憂慮壓得喘不過氣時，請務必吸嗅看看荳蔻的香氣。

它能夠呵護我們的自尊心，告訴我們「我一定沒有問題」、「如果是我的話一定做得到」。

此外，因為它具有淡淡的甜美香氣並與接地相關的第一脈輪有所關聯，因此，它可以帶給我們絕不動搖的安心感和對於自身的信賴感。當我們在學校和公司等場所，感覺到自己的能力正受到考驗的時候，請務必將荳蔻精油帶在身邊，讓自己在需要的時候可以隨時使用。

我有許多的學生會在自己創建SPA館的過程中感到十分不安。但實際上，當我們朝著創業這個目標向前邁進時，就不能老是說喪氣話，而是要讓經營的部份先上軌道。那些經歷過這段時期的學生，都會變得非常喜歡荳蔻的香氣，因為它能夠讓我們清楚地知道自己在這過程中的心境變化。「你現在正

處於壓力當中呢！」「是的，為什麼老師會知道呢？」
這樣的對話不知道重複過無數次（笑）。

這樣的機會，是生命為了讓靈魂成長而賦予給
我們的禮物。「因為這全都是要給我的禮物，那只
要想辦法跨越它就可以了吧！」如上所述，我們只
需帶著安穩的感受，好好去面對包含挑戰在內的所
有事物。如此一來，透過這樣的體驗，我們一定可
以讓自己有所成長，並能夠更進一步的提高自己的
自尊心。

推薦的使用方式

因為荳蔻精油刺激性比較強，所以請稀釋到1.5%
以下的低濃度再使用它。不管是按摩還是芳香浴都很
適合使用低濃度的精油。酯類的香甜氣味和稍帶辛辣
的桉葉油醇香氣，在調香的時候會讓香氣產生絕妙的
細微變化。

檸檬香茅
Lemongrass

拉丁學名： *Cymbopogon citratus*（西印度種）、*Cymbopogon flexuosus*（東印度種）

科　　屬：禾本科　萃取部位：葉片、莖部

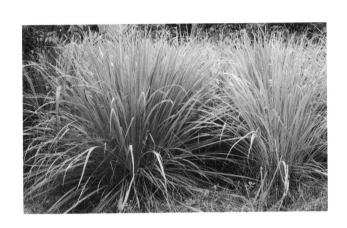

植物簡介

　　每一株的檸檬香茅都能夠長到150公分高，亭亭玉立。從它那挺拔的姿態，可以知道這個香氣帶著「自立」和「強化個體性」的能量。能夠促進「我就是我」的自立精神，並支持、強化我們自身的核心價值。

　　只不過，因為這個精油的香氣十分濃烈，必須好好稀釋後再作使用。以陰陽來區分的話，它並不特別傾向任何一方，具有中庸的特質，也是負責調整我們身心平衡的平衡器。

　　我相當希望那些情緒容易起伏、神經過度緊繃的人，能夠試著使用檸檬香茅精油來支持自己。

　　檸檬香茅本身也具有整腸健胃的效果。壓力本身會和神經直接連結，而神經系統也透過太陽神經叢和第三脈輪緊緊相連。因此，當我們感到緊張和不滿足的時候，和第三脈輪具有深刻關聯的胃部，就會出現食慾低落和胃痛等症狀。

　　在這個時候，檸檬香茅的氣味能夠緩和我們身心的緊張感。緊張，是自律神經中的交感神經佔優勢時的狀態，而檸檬香茅具有幫助副交感神經發揮功能的作用，因此能夠帶領我們進入容易放鬆的狀態當中。當我們感覺到自己是因為不安和壓力而出現胃痛、食慾不振的時候，我相當推薦各位使用這個香氣來幫助自己跨越這個問題。

建立方向明確的「核心價值觀」

　　此外，因為檸檬香茅屬於禾本科的植物，其他同科的植物精油包括香茅、玫瑰草和岩蘭草等，富含濃郁的香氣和強勁的能量是所有禾本科植物精油的共同特徵。

　　由此得知，因為它可以促成「我就是我」的個體自立性，所以很推薦使用禾本科植物的精油給那些總是為了他人而犧牲自己的人。當很多人在交換意見的

時候，某些人會習慣性地去附和他人的意見。明明自己心裡想的就是NO，但因為大家都表示YES，「雖然我想要的是NO，但我不敢說出自己的意見」，最終心裡就會產生遺憾。檸檬香茅的香氣也能夠為那些總是無法好好表達自己真正的想法，導致心情鬱鬱不快的人帶來幫助。「與其犧牲自己而說出YES，還不如說NO會比較好」，檸檬香茅能夠支持我們去擁抱這樣的堅強和自尊心。

　　檸檬香茅的功效正如同它那高聳挺拔的姿態。當內在有方向明確的意志和意見存在時，它能夠幫助我們好好表達出自己的核心價值觀。當你想要好好建立明確的核心價值觀時，請務必好好活用這一支精油。

推薦的使用方式

　　這個香氣能夠好好地照顧我們的身體，經常會使用在運動芳療的領域中。因為它能夠幫助我們儘早除去運動過後肌肉內所產生的乳酸堆積，所以我們可以比較快地從疲勞感當中恢復。很推薦用按摩和芳香浴等方式，好好享受檸檬香茅的療效。此外，因為其可以提升身體的免疫能力，所以能夠讓我們的全身都變得更加強壯。

拉丁學名：*Anthemis nobilis*、
Chamaemelum nobile

科　　屬：菊科

萃取部位：花朵

羅馬洋甘菊
Chamomile Roman

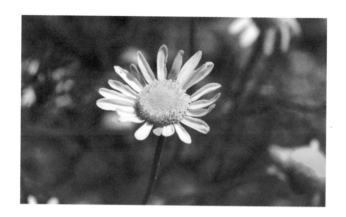

植物簡介

　　因為第三脈輪具有奇數的「3」，因此，與其相關的精油很多都是具有明顯男性特質的香氣。在這之中，我之所以選擇了這個又稱「月亮之花」的香氣，是因為羅馬洋甘菊精油是從花朵中萃取而來的，能夠給予我們的女性面相十分溫柔的支持。

　　洋甘菊的花語是「逆境中的堅強」。雖然洋甘菊的外表看起來十分惹人憐愛，但當它被踩倒在地後，它一定能夠再度站起來並恢復原本的模樣。外柔內剛是這個香氣的特徵之一，其花語應該就是從

這樣的姿態當中誕生的吧！

身心作用

　　當那些為了幫助我們提高自尊心而出現的挑戰正迫在眉睫的時候，我相當推薦使用這個香氣，因為它能夠賦予我們跨越這些挑戰所需的堅強和自尊。只不過，當我們過於勉強地去接受這樣的挑戰，告訴自己這些事「非做不可！」，反而會讓自己肩負過多的壓力，並導致神經性胃炎的發生。

　　在這種時候，只要吸嗅羅馬洋甘菊，就能夠讓我們的身心逐漸緩和下來，讓我們能夠以放鬆的心情充分利用這個機會。

　　此外，我自己會稱羅馬洋甘菊為「臣服的香氣」。很推薦這個香氣給那些認為自己必須竭盡所能、親力親為去完成所有事，在現實中總是感到徒勞無功的人。

　　不管任何事情，只要下定決心就一定要做到底，雖然乍聽之下會令人覺得十分欽佩，但這真的是所謂的幸福嗎？滿溢著慈愛香氣的羅馬洋甘菊告訴我們，就算偶爾去擁抱「放棄的勇氣」也絕不是什麼壞事。

使用香氣以緩和「一定要去做！」的緊張情緒

當我們在不知不覺間忘記追求自己的幸福，開始一味地希望周遭的人認同自己，並認為自己只要被其他人看到脆弱的一面就會全盤皆輸時，就會衍生出「我一定要努力！」、「我一定要去做！」等想法——相對而言，擁有這個傾向的大多是男性，而羅馬洋甘菊能夠帶領具有如此想法的人體驗平靜、安穩的感受。

以前有一位拜訪過我的男性顧客，他就職於知名企業的管理階級，並且在工作上相當地積極上進。這位男士與專職主婦的妻子和兩個小孩一同住在獨棟住宅中——乍看之下可能覺得這位男士的人生一帆風順，但在諮詢的過程中，因為他會在言語中不時地透露出「因為我是長男……」、「身為男人一定要好好振作」等想法，讓我理解到他其實具有某些根深柢固的思考模式。在更進一步的對話當中，他提到「其實房子的貸款相當吃緊……。工作不管怎麼做都做不完，真的非常忙碌」，而他看起來確實也相當疲憊。於是，我對他說，「如果讓太太到外面打工的話是不是能夠減輕您的負擔呢？」但他斬釘截鐵地說，「不可能，我可是家中的棟樑啊！」他十分強力地主張「因為男主外女主內，如果是男子漢大丈夫就一定要靠自己賺錢」。

　　然而，在選擇治療所要使用的香氣時，他選到的是羅馬洋甘菊。因為羅馬洋甘菊的能量具有母親般的包容力，因此它也被稱為「母親之香」。我當時感覺到，或許這位先生的心底深處正在大聲吶喊「媽媽，救救我吧！」

　　他也許在過去的某個時刻，曾承受著極大的痛苦，但他的母親卻如此教育他，「不管在什麼時候，男生都必須表現得十分堅強」。洋甘菊的香氣想告訴他「就算稍微從緊繃的工作當中抽身也是沒有關係的」。因此，我建議他「請與家人一同好好享受這個香氣吧！」

推薦的使用方式

　　除了作為按摩油來使用，因為這支精油具有美肌的效果，我也很推薦將它使用在平日的肌膚保養中。此外，它也能夠抑制黑色素的形成，所以可以帶來美白的效果。我們只要將它混合在化妝水等保養品中並每天使用，就能夠充分獲得這支精油所帶來的療效。

活化第三脈輪的練習

① 笑

對那些無法對自己感到自信、總是緊緊壓抑內心的情感和想法的人而言，讓這些壓抑已久的事物能夠好好釋放，是相當重要的一件事。而第三脈輪的力量其實就是太陽的光，它能夠透過向外散發出力量，不斷增加自己的光輝。笑，是能夠讓我們釋放內心壓抑之物的最簡單方式。就算現在沒有那個心情，但只要試著稍微綻放笑容，便能夠讓第三脈輪的能量開始運轉，讓我們能夠連結個體性和自我表達的力量。

② 第三脈輪的防護罩

第三脈輪的防護罩非常適合那些總是被不安圍繞、無法貫徹自身意志，因而自尊心變得低落的人。請將雙手放在第三脈輪所在的心窩處，並試著將覺知放到這個位置上，然後進行數次的深呼吸。在這個過程中，我們會感受到蘊含於自己內在當中的自信不斷地湧現出來。

當我們發現自己正遭受來自外部的攻擊，或者是因為在意周圍的氣氛，而無法明確地說出自己意見的時候，也很推薦使用這個方法。當我們不希望自己屈服於對方，而是希望自己能夠展現出「在尊重他人的同時也能夠表現出自己真實面貌」的姿態時，只要將手放在這個位置，就能夠確實地守護住自己的尊嚴。

此外，因為自己的第三脈輪很容易被其他人的能量侵犯，當我們不希望他人的能量侵入進來的時候，我建議將可與第三脈輪共振的精油塗在心窩的周圍並守護好這個位置。

另一方面，當生命中發生了讓自己備感壓力、感覺像是在試驗自己能力的事件時，請好好接受這樣的現狀，因為這是能夠提高我們自尊心的機會，正是我們內在具有如此力量的證據，它們的出現是為了讓我們在生命中充分發揮自己的力量。

如此一來，我們就不容易在面對壓力時出現過度的緊張、悲觀和不安。「讓我提高自尊心的機會終於到來了！」，當我們以正面積極的角度去看待我們碰到的這些事物，便能夠順利地乘著生命之流不斷前進。

透過互補色去感受
第三脈輪和第七脈輪的關係

因為代表第三脈輪的黃色和代表第七脈輪的紫羅蘭色是互補色，透過這一點我們可以得知——這兩個脈輪之間存在著互補關係。我們可以透過同時活化這兩個相輔相成的脈輪，促使我們的靈魂更進一步地成長。

首先，第三脈輪的生命課題是「我的幸福由我自己決定！」，以及自信與自尊的獲得，透過學習這個生命課題，我們得以建立出自我，並讓自己的個性在這個世界中發揮出來。此外，第三脈輪所對應的黃色具有太陽之光的象徵，因此，第三脈輪也教導我們要去珍惜自己的「純真」。若是第三脈輪處於失衡的狀態，比起去傾聽自己那純粹之心的聲音，我們反而會將重點放在「社會的價值觀」上，然後，自己的核心價值觀就會開始分崩離析。當我們將其他人對我們的看法作為生活的基準，就無法開展屬於自己的真實人生。重視自己內心的聲音，抱持「我做我自己就好」的想法，可以說是開拓人生的必要過程。

另一方面，被視為是宇宙之色的紫羅蘭色是第七脈輪的代表色。當我們越

生命課題

第三脈輪的顏色

我的幸福由我自己決定！

第七脈輪的顏色

接收自己是宇宙中的一部分！

走在自己真正的人生路途上，就越加感覺到自己是宇宙這碩大存在中的一部分，感恩並讓自己臣服於這巨大之流中就是這個顏色的課題。

當我們無法接受偉大的宇宙之流，覺得「根本就不可能活得像自己」、「我無法相信這個社會」活在不信任感當中的人，只要先試著面對第三脈輪的生命課題就好了。

只要讓第三和第七脈輪的能量互相補足後，就可以讓我們在生活中純粹地去享受做自己的感覺，並因而能夠更深刻地去理解到，自己已逐漸和真正的豐足感連結在一起，而人生也因此變得更加安穩、舒適。

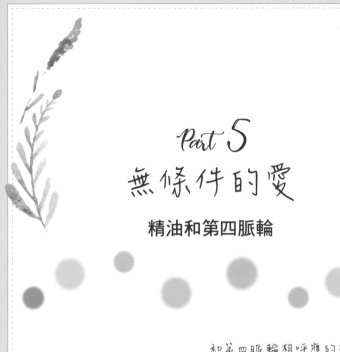

Part 5
無條件的愛
精油和第四脈輪

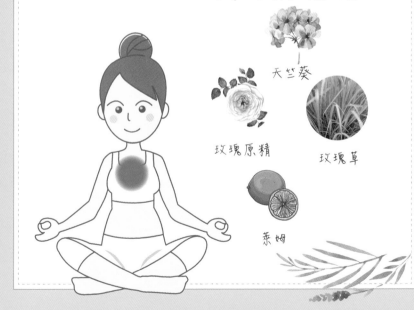

和第四脈輪相呼應的精油

天竺葵

玫瑰原精

玫瑰草

萊姆

第四脈輪的生命課題

　　一般而言，第四脈輪又被稱作心輪，梵語中稱為「Anahata」。其具有「為了不讓兩者起衝突而發出的聲音」以及「永不停止」這兩個十分耐人尋味的意涵。我認為應該是指稱自己和他人之間所產生的Harmony（和諧）。

　　此外，Heart（＝心）是產生喜悅、幸福、嫉妒、憤怒及悲傷等所有情緒的場所。因此，位於心之所在處的第四脈輪，被認為是所有脈輪當中力量最強的。為何會如此說呢？因為感情能夠創造並擴大所有的事物，而與此同時，也具有破壞的力量。

學習愛的課題

　　再者，第四脈輪的發展時期，是12～15歲的青少年期（思春期）。有些人認為，在這個時期趁著某些機會去理解愛，並體驗如何將自己的想法付諸實行是相當美好的。也因此，這個時期若能夠遇到可以稱作老師、令人尊敬的人，就可以學到非常多的東西。這裡的老師不只是指父母、學校的老師、社團的顧問和補習班的講師等，我們在各式各樣的場合中都有可能會遇到這一位老師。無論如何，我們只要試著去親近那些可以教導我們何謂真正的愛的大人就可以了。

　　在七個主要脈輪中，第一到第三脈輪主司身體的部份，而第五到第七則是主司精神的部份，而讓我們的身體和精神得以結

合、統整在一起的正是我們的第四脈輪。擔任如此要角的第四脈輪要帶領我們學習的課題是「無條件的愛」。說到無條件的愛，往往難以從自己對他人的愛中理解它的內涵，那先試著完成「愛自己」的這個課題吧！

先從愛自己、接納自己開始學習愛

那麼，究竟什麼是愛自己呢？如同統合身體和精神這份職責所示，它的意涵是指將自己內在的想法透過身體付諸實行，並落實在生活當中。換句話說，就是讓自己去執行自己想要做的事，以及獲得自己想要的東西。舉例來說，像是去吃自己真心想要吃的食物，或者是去自己一直想要去的地方。這樣的行動就是愛。愛自己不一定需要積極的行動，當自己想要休息的時候，好好地讓自己休息，也是一種對自己的愛。

不需要把愛自己想得太過困難，透過去意識這樣的小事情並做出行動，就能夠讓自己逐漸地去瞭解到愛的感覺。

我們可以從對他人的愛當中去學會愛自己的方法，不要去控制他人，而是單純地去愛。不要期待從他人手中獲得回報，而是去原諒對方犯的所有錯誤。第四脈輪能夠讓我們有意識地去學習這樣的愛。

因此，就先好好凝視自己的心，察覺自己真實的情感，如果有需要的話，就去療癒它、釋放它。透過這樣的體驗，我們會在不知不覺間接受真實的自己。即便如此，還是有許多人會認為，「我就是無法接受這樣的自己」、「現在的我還不足以做到這樣的

事」、「如果不努力是做不到這件事的」。

若這樣的思緒不斷地湧出時，請先好好地看著這樣的自己，試著對自己表示YES，「這樣就可以了，因為這就是現在的我」。這樣的練習，是讓我們去瞭解無條件的愛的第一步。因為第四脈輪也和共時性（Synchronicity，又稱同步性）有所關聯，透過意識自己的心，幫助我們培養愛的必要體驗或許就會到來。而在這個時刻，我們更要用愛與溫柔來對待自己，不管自己是怎樣的人，都應該要接納。如此一來，愛就能夠打開通往自我成長的大門。

學習如何愛他人的方法

當我們透過愛自己，開始從無條件的愛當中覺醒，我們就能夠學會並瞭解如何去愛他人。因此，我們會無條件地接受他人而不是去控制對方，這樣的體驗是學習、成長的必經過程，並支持我們去完成個人的天賦使命。

然後，當我們互相激勵、完成各自的成長挑戰，或許在某個時候，我們會站在分岔路口上，目送彼此朝著不同的人生目標邁進。此時此刻，誰都沒有違背自己的心，各自朝著自己心之嚮往的道路前進，這也可以說是一種愛的形式。

不能因為想要永遠和對方在一起，就強迫自己停下成長的道途，當對方對自己說「希望你不要改變」，就放棄讓自己去改變，或要求對方不要去做出改變，這都不能說是真正的愛。長久下來，導致沮喪的情緒不斷累積後，這些沮喪的情緒總有一天會

化成憤怒爆發出來，扼殺彼此之間的感情，而這一切的導因是因為我們和對方在一起的過程中，一而再再而三地勉強自己和對方。我們一定要牢記在心，真實的愛絕對不會束縛你、阻止你去成長。

從某個角度來看，第四脈輪的修習，或許是對身而為人的我們最為困難的一個課題。即使如此，我們人類是為了要學習與愛相關的事物，而被送到各自的人生路途上的。

當我們越是與人相識、相處，體驗到的情感也就越豐富，一一地去體會這些情感是讓身而為人的我們得以成長的重要過程。**覺察「我現在有什麼樣的感覺」，好好地去接納及品嚐喜悅、開心、充實感，以及嫉妒、屈辱、悲傷等，我們在與人相處的過程中所體驗到的真實感受，也是第四脈輪的重要課題。**

這個脈輪也具有「寬恕」這個學習課題。第一步，不管自己的內在出現了什麼樣的情緒，悲傷也好、後悔也罷，或者是感受到「現在的我真的是非常悽慘」，但就去感覺它吧！不管出現了哪一種情緒，就去接納帶著這個情緒的自己。我們可以從這個「寬恕」的感覺中，更加深刻地理解自己。

當我們在學習愛的路途中遇上瓶頸時

我們先在這裡複習第一脈輪的部份吧！第一脈輪是在我們出生後到3歲之間，體會「我們是受邀來完成自己的人生旅途而誕生在這個世界上的」，好好地去品味這樣的安全感對我們來說十分重要。在其上的第二脈輪告訴我們，我們會在與人交流的過程

中，逐漸地體驗到由此而生的種種情感和創造性。然後，我們就會開始察覺到這世上沒有和自己一模一樣的人。到了第三脈輪，我們會在摸索「我究竟是一個什麼樣的人」的過程中，逐漸確立自己身為「個體」的力量。在這裡，我們會建立起專屬「我」的身份與風格，踏出讓我們向上提升到第四脈輪，學習如何與他人進行愛的交流的重要一步。

因此，在進入第四脈輪的學習階段之前，我們應該要先確實地劃分出自己和他人之間的界線，如果這個部份很薄弱，我們就容易去羨慕他人、嫉妒他人，並讓自己處於失去自他界線的狀態中。

日本有句俗諺「鄰家的草地比較綠（隣の芝生があおく見える）」是在形容羨慕他人的行為。〔原文雖然是以藍色（青あお）作為表現，但草地本身應該是綠色的。〕此外，在英文當中，嫉妒又被稱為「Green Eyed Monster（綠色眼睛的怪物）」。

作為第四脈輪代表色的綠色，其正面的意含代表著愛和和諧。只不過，當我們處於負面、消極的狀態時，若分不清自己與他人的不同，我們就會去羨慕他人、嫉妒他人，最後就有可能讓自己和他人之間的界線毀壞掉。

如果，當我們感覺到自己對某個人懷抱著嫉妒和束縛，或者反過來，當我們被投以這樣的情感時，我們首先要做的，並不是去重新評估對方和自己的分界線、試著想辦法維持和對方的關係，而是試著回到一開始的原點——愛自己。

相對應的內分泌腺
胸腺

胸腺位於心臟的前上方。從我們的幼兒期開始到兒童期之間，胸腺在擔當免疫要職的同時也會分泌促進我們發育的荷爾蒙。再者，它也能夠促進體內淋巴球的製造、承擔淨化體內的工作。

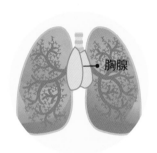

淋巴球會攻擊侵入體內的細菌和病毒，具有讓身體產生免疫力的功能，而胸腺可以說是淋巴球的學校。剛出生的淋巴球們會在這裡學習如何區分「自己」和「非自己的事物（＝細菌、病毒、癌細胞等）」。拜這個過程所賜，淋巴球理所當然就不會攻擊自身體內的正常細胞，而是只攻擊從體外侵入的異物，產生免疫力。

然而，若因為壓力等等的原因造成這個學校無法好好的運作，我們就會變得無法區別自己和外來物，最終，免疫系統就會攻擊體內的正常細胞，引起「自我免疫疾病」。

這個狀況剛好可以驗證第四脈輪的課題──「自己與他人的界線」。在這個學習階段中，最重要的是，確實地劃出自己與他人的界線，澄清自己內在的回應究竟是「YES／NO」。然後，我們就會記住內心出現違和感的那種感覺，在需要之時明確地說

出「NO」。請記住，不要去責備說出NO的自己，請去原諒這樣的自己。此外，讓自己接受自己的本來面貌，不要為了讓別人接受自己，而掩蓋住真實的自己，繼續扮演著虛假的自己。透過上述的方式，可以讓我們與愛緊密地連結在一起。

另一方面，身體處於壓力狀態下會讓胸腺萎縮，使淋巴的流動變遲緩，並導致免疫力降低。為了要調節這樣的狀況，與第一脈輪相關的腎上腺會分泌大量的腎上腺皮脂醇。我們若是長期處於這樣的狀態下，腎上腺就會變得疲勞，並以第一脈輪所對應的問題為表徵，顯現在我們的身體和心靈上。

此外，胸腺會一口氣成長到青春期為止，並在那之後慢慢地萎縮，據說到了50歲左右，其機能就只剩下20歲時的一半。50歲過後我們開始出現各式各樣的疾病，這可以說是隨著胸腺功能的低下，身體的免疫能力也跟著下降所致。運用色彩和香氣來呵護自己的第四脈輪，會讓胸腺功能慢慢恢復活性，這也是在年歲增長的過程中，讓我們得以保持健康與美麗的祕訣。

能量中心的顏色
Green 綠色

自然界的象徵：森林、植物的葉子、草原

「綠色」的能量意義：成長、變化、和諧、學習、自由、空間

　　代表第四脈輪的綠色，在自然界中是象徵森林、植物的葉子和草原等的顏色。藤蔓植物的葉子會朝著光的方向使勁地延伸，即使遇到障礙物，也會繞過障礙物繼續向前延伸。因此，綠色也象徵著成長和向前邁進的力量。這種用盡全力成長的姿態，正與第四脈輪的生命課題**「根據自己的想法採取行動」**互相重合。

　　此外，說到草原，應該有很多人會浮現出360度環景的寬闊大草原影像吧！從這個映像中，我們瞭解到綠色也包含著自由的意涵，表示**「愛一直都是自由的。我們只要自由地持續成長就好了」**。

　　只不過，當我們處在失衡的狀態中，這個顏色所呈現出來的便是束縛和忌妒等控制他人的面向。因此，最重要的是，先試著去注意到帶著束縛和忌妒的這個自己。「原來我是這麼

想的呀！」然後去接受擁有如此想法的自己，並記住，不要帶入「束縛別人的自己很差勁」、「忌妒他人的自己太惡劣了」等想法。這樣的自我覺察，將成為我們學習愛和自由的重要根基。

綠色同時也是象徵森林的顏色，所以又與和諧這個課題有所關聯。喜歡綠色的人通常具有很強的上進心，並不斷追求變化，其中大部分的人都從事過各式各樣的工作，搬家的次數也十分頻繁。這些人就算做著多麼令人稱羨的工作、具有多高的社會地位，當他們只要感覺到自己無法從工作中有所學習和成長時，就會移動到下一個能讓他學習成長的地方。

這種不斷重複的變化，對這些人而言是人生的重要課題，但在這個時候，這些人想必也會煩惱要如何讓整體保持「和諧」。雖然很想要改變，但也希望好好珍惜與周圍夥伴之間的和諧感，要是自己離開「說不定會破壞整體的協調」，因此十分煩惱。

但是，真正的和諧究竟是什麼呢？明明自己已經不想繼續待在這個地方，卻還是為了周圍的人而欺騙自己，讓自己繼續待在這個地方，這樣的做法並不能維持真正的和諧。首先，我們要明確地說出自己想要做什麼事，並在採取行動的同時，和周圍建立良好的關係。這應該才可以說是真正的和諧吧！

真正的和諧究竟是什麼？

有一個與和諧相關的寓言故事，叫做「茶壺談」。讓我們想像一下，在一個周圍坐著10個人的圓桌中央，放著一個裝了10人份茶水的大茶壺，而每一個人的面前也都放著一個空的茶杯。

當你被告知「請將茶倒進所有人的杯中」時，你會如何將茶倒入呢？你說不定會想要將所有的茶分成十等份，在每個杯子中倒入同樣的量。但要是這麼做了，可能會出現覺得不夠「想要再喝一點茶」的人，以及杯中有剩茶「喝不下這麼多」的人。

那麼，究竟該如何是好呢？

答案就是，只要一邊問大家「你想要喝多少的量呢？」，一邊將每個人想要喝的量倒入杯子中，就一定可以讓茶壺中的茶漂亮地被分完。據說，這是宇宙的真理之一。

只不過，作為前提，每個人都要能夠瞭解自己，如果不知道自己究竟想要喝多少的茶就沒有辦法做到這件事了。看著坐在旁邊的人的茶量，回答「我也差不多像那樣」的話，別人是無法理解的。**你是否能夠覺察自己身體和心靈中的細微變化？是否能夠坦率地將感受表達出來呢？愛和協調的真理就隱藏在這之中。**

以色彩療法的觀點來看，對綠色感到在意的代表意義如下。請務必將瞭解自己的狀態做為目標，細細地去品味以下內容。

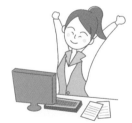

平衡時的狀態

- 能夠坦率地去感覺所有的情緒
- 按照自己的內在真實去行動
- 珍惜自己

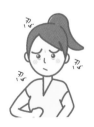

不平衡時的狀態

- 慣於忍耐、不知道自己究竟想要做什麼
- 為了生存而互相依賴、試圖控制他人
- 強烈的自我否定感

具有綠色光波長的精油

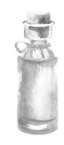

玫瑰原精　　天竺葵　　萊姆　　玫瑰草

　　佛手柑、綠桔，以及萊姆等具有綠色果皮的精油，與所有脈輪中能量最強的第四脈輪具有相同的波長。**這些滿溢出喜悅感受的香氣，會告訴我們遵循著內心的雀躍感受去生活時，究竟是什麼樣的感覺。**

　　此外，因為植物的葉子本身也具有綠色的波長，每一支香草和葉子類的精油都能夠為第四脈輪帶來影響。粉紅色也是與第四脈輪相關聯的顏色，因此具有綠色葉片和粉紅色花朵的天竺葵和快樂鼠尾草，可以說是極具資格的代表性香氣。不過，我鼓起勇氣將快樂鼠尾草放在本書中第二脈輪的章節中，因為一種香氣絕不會只影響一個脈輪。如同與第二及第四脈輪共振的快樂鼠尾草般，能夠同時對複數脈輪產生影響的香氣數不勝數。

　　作為代表第四脈輪的香氣，我接下來要詳細介紹玫瑰原精、天竺葵、萊姆，和做為特別篇的玫瑰草等四支精油。

玫瑰原精
Rose Abs.

拉丁學名： *Rosa centifolia*
科　　屬：薔薇科
萃取部位：花

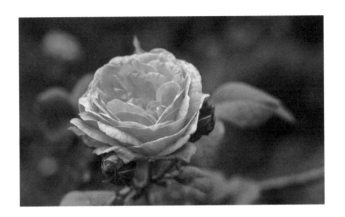

植物簡介

　　雖然第四脈輪呈現出的顏色是綠色，但從 Hidden Pink這一詞來看，我們可以得知綠色的陰影之中隱藏著粉紅色，因此粉紅色也會與第四脈輪產生共振。

　　雖然說都被稱為玫瑰精油，但玫瑰精油分成奧圖玫瑰精油和玫瑰原精這兩大類。前者是以蒸汽蒸餾法萃取而出的精油，精油裡面只有不溶於水的成分。今天要介紹的是後者，玫瑰原精萃取方式是採用能夠萃取出所有芳香成分的溶劑萃取法。因此，如果以「玫瑰本身的香氣」這個基準來做選擇，我認為玫瑰原

精應該是比較合適的。

　　一般來說，奧圖精油是從大馬士革玫瑰的花瓣萃取而來，而玫瑰原精則是從千葉玫瑰如高麗菜般層層疊疊的花瓣中萃取而來的。奧圖精油的感覺較為輕盈，玫瑰原精的香氣則比較厚實。當我們要從中選擇一支來使用時，最重要的判斷依據就是「哪個香氣能夠讓自己感到身心舒暢」。我希望大家相信自己或客戶的感覺，選擇自己最想要的那支精油來作使用。

身心作用

　　玫瑰原精的香氣為我們帶來「愛」的能量。玫瑰也具有「花中之后」的別名，可以說是能夠喚醒我們女性特質的香氣。從陰陽的觀點來看，因為女性特質中具有與陰性能量相關的包容力，所以玫瑰的香氣能夠幫助我們「自我接納」。透過接受真實的自己，我們得以深刻地理解何謂「寬恕」。

　　玫瑰本身含有1000種以上的香氣成分。儘管含有這麼多的成分，其香味聞起來仍十分地和諧一致，可想而知，它本身也具有「和諧」和「完整」的代表意義。我相當推薦那些慣於控制自己，總是想著「我還沒有能力做到這件事」、「我一定要更加努力」的人，藉由吸嗅玫瑰的香氣，**讓自己逐漸培養出自我接納的感覺，以及「我現在的能力已經足夠完備了」的想法。**

此外，因為玫瑰屬於第四脈輪的代表香氣，而第四脈輪是連接起與身體相關的下三輪和司職精神活動的上三輪的橋樑，因此，**當我們想要將自己的想法和行動連結起來時，玫瑰會為我們帶來幫助。**還有，採取行動不一定要有動作，當我們感覺到疲累的時候，不去勉強自己、讓自己好好休息也是行動的一種。玫瑰的香氣會提醒我們在必要的時候好好地休息，並喚醒讓我們想要好好體恤自己的心情，因此，我們得以從中培育出愛自己的感覺。

擔心殘留在原精中的溶劑嗎？

有很多學生會問我「奧圖精油和玫瑰原精有什麼樣的差異呢？我不太知道要如何妥善使用這兩者」，奧圖精油在蒸氣蒸餾法的萃取過程中，會有水、火、風等大自然的能量一同加入，因此，我們會感覺到其蘊含的能量是十分強勁的。有較深度靈性問題的人，通常傾向於選擇奧圖精油。另一方面，因為玫瑰原精的特色就是那和諧、舒服的香氣，所以大多數人會在製造香水和希望心靈變得豐盛的時候，選擇使用玫瑰原精。

學習傳統芳香療法的人之中，似乎有些人認為萃取原精時所使用的有機溶劑中的化學物質，會殘留在精油裡面，因此只使用透過蒸氣蒸餾所萃取出的奧圖精油。不過，據資料顯示，一公升左右的玫瑰原精中的化學殘留成分，和我們在自助加油站加一次油時，

從空氣中所吸入的化學物質量相同。順道一提，我們平常使用的一滴精油量是0.05毫升。

　　這樣看來，我們平時在空氣中所吸到的廢氣等汙染源，才是我們不得不特別注意的問題。這就是為什麼我仍會使用玫瑰原精的原因。

推薦的使用方式

　　以陰陽來區分的話，玫瑰屬「陰」，具有鎮靜身心的作用，我非常希望那些在社會中奮力工作的女性，體驗看看玫瑰原精所帶來的療效。若妳在外頭辛辛苦苦工作了一整天，那麼請在回到家後好好享受玫瑰的香氣，以幫助自己放鬆關機。因為玫瑰對肌膚有很好的療效，所以我相當推薦玫瑰原精使用在肌膚保養的程序中。因為它的香氣極其濃郁，所以只要低濃度地使用就足以讓人感到幸福滿溢呢！

天竺葵
Geranium

拉丁學名：*Pelargonium graveolens*
科　　屬：芸香科
萃取部位：葉子及花

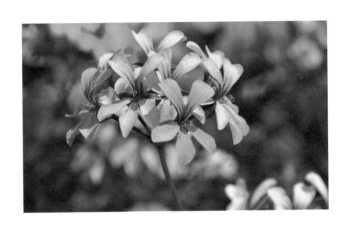

植物簡介

　　天竺葵是一種具有綠色葉片和粉紅色花朵的香草。因為它同時具有代表第四脈輪的綠色和其隱色——粉紅色，可以說是代表性的第四脈輪精油。

身心作用

　　天竺葵最大的特徵就是——超強的身心平衡作用。一般的芳香療法書中雖然也會寫到，天竺葵具有可以調節女性荷爾蒙的作用，但它其實具有活化身體所有荷爾蒙、調節全身荷爾蒙平衡的療效。

因此，我強力推薦天竺葵精油給那些感覺身體、精神和情感都呈四分五裂狀態的人作使用。舉例來說，有些人的身體明明就已經呈現極度疲勞的狀態，但因為頭腦發出「不可以休息！」的訊號，因而持續地勉強自己，此時此刻，天竺葵精油能夠幫助這些人平衡身心。

再者，雖然大部分人會認為天竺葵精油通常是女性在作使用，但它在中高年的男性中意外地具有高人氣。男性隨著年紀的增長，身體的荷爾蒙分泌量通常會減少，身心也因而失去平衡，所以接近這個年齡階段的男性會喜歡這支精油也是可以理解的。

只要試著去種植這個香草植物我們就會知道，天竺葵是非常強韌的植物。除了繁殖能力高以外，不會輕易地枯萎也是它的一大特色。是一支具有強勁之「氣」的精油。中醫學裡有「只要有好的氣血水循環，人就會健康」一說，不過，血和水無法自行移動，要讓它們移動，氣的能量是絕對必要的。

讓我們得以釋放情緒、內觀自己的香氣

那些日以繼夜顧慮著他人，將自己的事放在最後一位的人，因為這個過程中很容易讓人消耗大量的氣，所以這些人的氣血水的循環會變差，並以月經不適和淋巴液滯留等症狀顯現在外。一般而言，天竺葵被視為治療水腫和婦科問題的好幫手，以中醫學的

觀點來看，天竺葵香氣本身具有很強的「氣」，而這個氣，正是血、水循環的原動力。

只要使用這個香氣，應該就能逐漸地將注意力從他人身上轉移到自己身上，並察覺到存在於自己之內的種種情緒。

當我們的氣消耗過度的話，就會出現「氣鬱」和「氣滯」的症狀，並會無緣無故地感到煩躁和心情不好。以正在育兒的人來舉例，有許多人會在孩子做錯一點小事的時候，立即對他投以嚴厲的話，但等到回過神來之後，自己會相當驚訝，並責備自己是個不稱職的母親。讓我們換一個角度來看這件事，這樣的母親可以說是相當細心地在觀察孩子的一舉一動，並因而消耗掉大量的氣。因此，自己的「氣」就會越來越不夠，進而引起氣鬱和氣滯的狀況，然後就容易出現煩躁和心情不好等狀況，理所當然就會因孩子的小小舉動讓理智線突然斷裂。

由此看來，這應該也可以說是一種愛的形式吧！正是因為這麼顧慮孩子的事情，才會讓自己的「氣」變得不足，讓自己處在本末倒置的愛中。

在這個時候，不要為了一定要當一個好母親而勉強自己繼續努力，請讓自己好好地覺察自身當下的狀態。即使沒有特殊原因，也會覺得心情很差並煩躁不已，或許是因為「氣」消耗過多所致，所以請先試著客觀地看待自己試試看。若藉此覺察到自己狀態，就試

著好好吸嗅精油、享受一下香氛浴，讓我們的情緒得以保持穩定。「我是因為太過努力而感到疲憊」，從這樣的角度好好去理解自己，這也與第四脈輪的課題之一「愛的理解」有所關聯。

推薦的使用方式

　　因為天竺葵可以活化所有荷爾蒙的分泌，所以在40歲以上，在意荷爾蒙分泌減少的的男女族群中是相當有人氣的。只要吸嗅這個香氣就能夠讓人恢復元氣、重新振作起來。此外，因為它的效果比較和緩，像是精油泡澡、香氛浴、肌膚保養和治療等，不管什麼樣的方法都可以使用天竺葵精油。如果身上有小傷口或是瘀青，我們可以直接將一滴未稀釋的精油擦在上面，這樣會讓傷口癒合得更快。

萊姆
Lime

拉丁學名：*Citrus aurantifolia*
科　　屬：芸香科
萃取部位：果皮

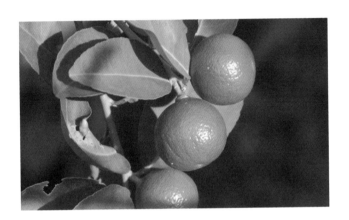

植物簡介

　　具有綠色果皮的佛手柑、綠桔和萊姆等，每一種精油都是和第四脈輪互相共鳴的香氣，但萊姆是其中最輕盈的香氣，只要吸嗅它，就會讓我們的心愉悅不已，且讓我們的心變得純粹。

　　一般所知，我們所見的萊姆果皮通常是綠色的，而當它熟透之後，果皮就會變成黃色。我們平常所見的綠色萊姆果實，其實是在變成成熟的黃色果實之前，準備要不斷成長的「萊姆寶寶」。因此，它能夠讓我們感受到清新的年輕朝氣，以及對於成長之旅的期待感和興奮感。

　　萊姆的香氣是能夠打動我們的心，並讓我們衷心對自己產生期望和期待的傳感器。「我想要做這件事！」它的香氣讓這樣的心情變得更加明確，讓我們感覺到自己值得做這件事。

　　我們經常會在想要做些什麼的時候，立刻進入利益得失的價值判斷當中。「就算完成這件事，對我又有什麼幫助呢？」我們通常會習慣用這樣的思考模式去看待一件事。即便如此，我們應該很清楚，自己內心的某處正告訴自己「遵循內心的聲音去生活，可以讓我們築出更加幸福的人生」。在這種時候，我們可以積極地在生活中使用萊姆的香氣，因為它會支持我們去創造屬於自己的人生，並讓我們得以培育出一種愛的感覺，名為珍惜自己。

　　因為它是能夠淨化我們的心的純粹香氣，所以也很推薦總是掩蓋住自己情感的人使用這支精油。此外，若我們因為經常緊閉著心門在生活，而感到生活阻滯難行，並陷入「反正我就是做不到」的感覺中時，請務必試著活用這個香氣來呵護自己。

光毒性是一種會「將光集中」的植物特性

　　因為萊姆精油具有光毒性，一般來說，建議使用濃度最好在0.5%以下。提到「光毒性」，或許有些人曾因為擦拭萊姆精油而長出斑點，認為光毒性是不好的。雖然確實有這樣的作用，但我不認為光

毒性是不好的事情。

柑橘類的水果，會透過果皮奮力地吸收太陽光，以讓自己成長茁壯，因此果皮會呈現太陽般的黃色和橘色。不過，因為像萊姆等綠色果皮的水果，是在「我接下來要開始吸收太陽的光囉！」的時間點被採收的，因此仍殘留著將太陽光收集到果皮上的特性。若將從果皮壓榨而來的精油塗在皮膚上的話，它會將光集中到塗抹的部位上，最終皮膚上就會出現斑點和發炎的症狀。

讓我們換一個角度來看，比起光毒性，這應該更適合稱為「集中光的特性」吧！此外，光在我們的認知中，可以被視為「希望」和「未來」的象徵。因為具有將光線集中到自己身上的效果，所以，當我們想要不斷吸收可以讓自己成長的事物時，綠色果皮的精油可以成為我們最強而有力的後盾。請不要因為這些精油有光毒性就敬而遠之，我很希望大家妥善地使用這些精油。

推薦的使用方式

很推薦使用擴香儀等擴香產品，透過香氛浴好好享受萊姆精油的香氣。我認為萊姆有助於讓呼吸變得更加深層，並讓心感到更加輕盈。因為這個香氣會讓人情緒高漲，所以可以從早上開始到日暮時分，充分地享受它所帶來的能量！此外，因為其具有光毒性，若要在白天將它塗抹在肌膚上的話，請將精油稀釋到0.5%以下作使用。

拉丁學名：*Cymbopogon martini*
科　　屬：禾本科
萃取部位：草

玫瑰草
Palmarosa

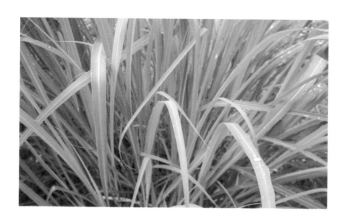

植物簡介

　　玫瑰草具有印度天竺葵和土耳其天竺葵的別名，由此可知，其和天竺葵的香味十分相似。理所當然地，它們香氣的成分組成也很相似，所以玫瑰草的香氣和天竺葵一樣，可以讓我們的心維持平衡，並帶給我們安心的感受。

　　因為玫瑰草屬於禾本科的植物，所以離根越近的莖會越堅實，不過，其葉尖十分地纖細，就算極其細微的風吹過，也會讓它產生搖晃。它可以說是在展現出其堅強和頑固的同時，讓人讚嘆其縹緲和纖細姿態的植物。

身心作用

　　人的內心也有堅強的部份和軟弱的部份。我們往往會在無意識中陷入「不表現得堅強是不行的」、「我無法認同我軟弱的一面」的感覺中，不過，只要透過吸嗅玫瑰草的香氣，我們會開始去認同自己內在的堅強和軟弱，讓自己得以品嚐到由心而生的安全感。

　　因此，對於那些有著「我一定要這麼做！」的思考傾向，慣於過度控制自己的人，我十分推薦這支精油。造成強烈自我控制欲的根本原因，幾乎都是因不安而引起的。在這個狀況下，我們的內心某處會認為「我一定要一直當個好孩子」，並總是將「周圍的人會如何看待我呢？」作為自己做選擇的基準。如果我們長年像這樣持續地勉強自己，我們的心會變得疲憊，身體也會因而受到影響。

　　要放下如此強烈的控制欲，比什麼都重要的是，要先對自己表示出OK。「堅強的我也好，軟弱的我也好，兩者都是我重要的一部分」，我們可以從這樣的感覺中品嚐到，確實地理解所有部份的自己之後所產生的安全感。請試著一邊吸嗅玫瑰草的香氣，一邊接納溫柔的自己吧！

透過香氣，消解對他人的忌妒和想要束縛他人的心情

　　因為靠近玫瑰草根部的莖十分地堅實，因此，在葉尖隨著風自由舞動的時候，它仍展現出屹立不搖的姿態。「**只要自己的根腳穩固，我們的心就能夠得到解放、自由自在**」，它讓我們從這樣的姿態**中體會到一種像是在天空中自由翱翔般的喜悅**。不過，單單只追求自由的話，就會變得像是沒有根的草一樣搖來晃去，但只要我們的根腳穩固的話，不論多麼自由，仍能夠堅守做自己——因為玫瑰草可以讓我們獲得這般平衡的狀態，是十分適合想要遵循自己感覺、活得自由自在的人的香氣。

　　此外，當我們在與許許多多的人交流時，若沒有確立自我的價值，就會從他人身上補齊自己不足的部份，進而產生出各種依存的關係，而這樣的狀況並不少見。

　　事實上，那些因嫉妒和束縛等狀況而煩惱著的人，會很喜歡玫瑰草的香氣。嫉妒和束縛他人，是對原本的自己沒有自信的外顯表現。因為對自己感到不安，所以會為了自己所喜愛的對象隱藏真實的自己、束縛對方的行動，並變得對這段關係十分執著。

　　在這種時候，接受自己「**因為我沒有辦法變成其他人，我就只能做我自己**」，十分必要。而玫瑰

草的香氣能夠在我們去面對這樣的內心糾葛時，給予我們溫柔的陪伴。

因為其具有這樣的特性，在調理第四脈輪的時候，玫瑰草意外地十分受歡迎。當我們懷有不安並喪失自信時，就會因為嫉妒和束縛而對關係變得執著。抱持著如此煩惱的人，會與這個香氣特別有共鳴。此外，所謂的嫉妒，就是將自己與他人做比較。若是習慣如此，我們會因為與他人做比較而產生「我做不到這件事」、「我不適合待在這裡」的想法，結果就會習慣性地一直在批判自己。對於那些受苦於如此內心糾葛的人，玫瑰草具有強大的力量，讓他們的內心能夠恢復平衡。

推薦的使用方式

玫瑰草因極佳的美肌效果而著名，因此請務必將它使用在肌膚保養的程序當中。好好地呵護自己的肌膚能夠幫助我們培養愛自己的感覺。當擁有漂亮的皮膚時，女性會自然而然地感到雀躍。美麗的肌膚也可以提高我們的自我肯定感。此外，希望讓內心得到平衡的人，我建議可以將這個香氣製成香水，隨時隨地擦拭在身上，以幫助我們的心安定下來。

活化第四脈輪的練習

① 深呼吸

透過深呼吸，可以讓我們的肺持續地收縮和擴張，也可以增強位於胸部正中央的胸腺的活動。這樣的動作可以緩和周遭的神經、肌肉和血管等，並活化血液和淋巴的流動。比起日常的呼吸狀態，更深、更慢地將氣吸入，然後將氣吐出。請透過呼吸讓自己感覺舒適，並反覆地進行深呼吸的動作。

此外，因為緊張等因素讓肌肉緊繃時，會讓我們感到呼吸困難。在這種時候，請好好地藉用精油的力量。與第四脈輪共振的香氣，或是從對呼吸系統有療效的葉子中所萃取出的香氣等，都十分推薦。

② 自我按摩

請將手放在胸腺所在之處的胸口中央，緩慢地按摩該部位。請一邊深呼吸，一邊用溫柔舒適地撫觸輕輕地畫圓按摩。在按摩過程中，請想像胸腺在感受到手掌的溫度後，漸漸地變得緩和、活性也隨之增加。當我們感到煩躁及悲傷的時候，可以使用這樣的方式，逐漸地讓自己的心情恢復平穩。這個時候，將自己喜歡的香氣加入按摩油中使用，會讓效果更加顯著。

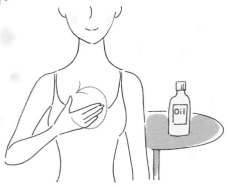

③ 飲食

我們能夠透過合適的飲食內容，來提高胸腺所主宰的免疫能力。其實，營養素中的「酵素」，可以幫助我們維持自身的免疫能力。因此，請好好地在飲食生活中意識這一點，積極地攝取發酵食品和蔬菜來調整自己的腸內環境吧！此外，好好地咀嚼完之後再將食物吞進去也是相當重要的。補充說明，發酵食品會因個人體質的不同而有不同反應，所以請調查過與自身體質合得來的發酵食品之後，再進行食用。

④ 請將手放在胸口上，表現出「我」

要表現出「我」的時候，將手放在胸口的正中央吧！透過這樣的動作，我們便能夠時時憶起，我們自己正存在於第四脈輪所在之處的這顆心中。在與人交換意見，想要保持自己立場的時候，以及想要劃清自己與他人之間界線的時候，請試著將手放在胸口上，以「我一」，將自己的意見表達出來吧！

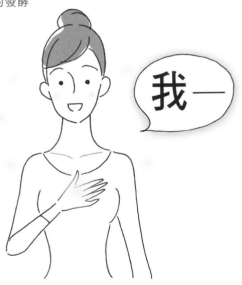

我一

專欄

脈輪，是讓我們在現代活得更好的工具

　　許多人往往會認為脈輪是很特別的東西，但它可以說是十分適用於現代的「讓靈魂成長的工具」。脈輪的概念據說約誕生於距今4500年以上的古印度文明中。當時的文化和現代文化完全不同，更重要的是，在漫長的歲月中，人類的意識已不斷進化。在進化的路途中，逐漸解放了那些不再適用的規範和限制，並逐漸創造出自由的現實生活。

　　現在的我們也是，開始對「我們只要從好的學校畢業、到好公司就職，並儘早建立起自己的家庭，就能夠打造出幸福的人生」的觀念產生違和感，我們反而會更加認同「活出自己的人生才是所謂的幸福」，並希望創造出更加自由的世界。與此同時，就算我們沒有實際去修行，脈輪也會平等地在每個人的體內運作，我們應該已經開始意識到，只要掌握脈輪的平衡，我們便得以在現實生活中感受到何謂「幸福的我」。作為「讓靈魂成長的工具」，脈輪系統是任何人都能夠透過意識它的存在，而使其發揮作用，幫助身心靈恢復平衡的系統。不要想得太過困難，請帶著興奮的心情好好地享受在脈輪的世界中吧！

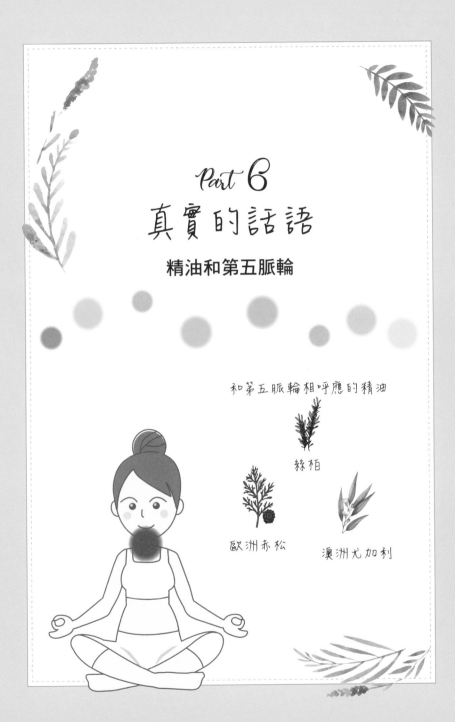

Part 6
真實的話語
精油和第五脈輪

和第五脈輪相呼應的精油

絲柏

歐洲赤松　　澳洲尤加利

第五脈輪的生命課題

❦

　　由第五脈輪與喉嚨的位置相重合可知，其是司職聲音、語言，和話語的能量中心。第五脈輪和溝通的整體過程都有關聯，透過其作用，我們得以在為了展現自己而對他人表達意見的同時，不忘傾聽他人聲音。第五脈輪也被稱作喉輪，在梵文稱為「Vishuddha」（意義為淨化）。發展年齡雖然眾說紛紜，但大約落在16-19歲，邁向成人的階段期。只不過，因為從第五脈輪之後的脈輪都會影響到我們精神的發展，因此，它是會因發展狀況而產生極大個人差異的脈輪之一。

　　第五脈輪的生命課題是「真實的話語」。透過協調第一到第四脈輪的平衡，我們會懂得如何面對自己真正的心情。透過傾聽自己內在的聲音，並將這個聲音朝向外在的世界不斷延伸並展現出來，我們將可以學會何謂真實的話語。

　　要用聲音表達出自己的想法時，我們必須讓聲音與空氣產生振動，並向周圍擴散開來。在這個過程中會產生振動及能量。由心而發的真實之聲有著讓人愉悅的波長，並能讓振動變得整齊協調。然後，透過空氣的傳遞，我們的真實之聲就能夠無限制地向外擴展。

　　另一方面，無視自己真正的心情而一味地配合對方，即使不是自己的本意，也會講得好像自己就是這麼想的一樣，這樣的聲音，其振動是相當混亂的。接著，透過空氣的傳遞，永無止境的

混亂波長就會一直向周圍擴展出去。

在第五脈輪中想要告訴我們的是「你的每一言每一語都不斷地在影響整個世界」，我們將會在這個階段中學會對自己說的話負起責任。因為已經說出口、帶有能量的話語，是無法取消的。

讓心坦誠的真實之聲

從第五脈輪之後的脈輪，都是主司精神層面。我們要從這個脈輪當中學習與表現，如何一點一點地離開自己的自我中心，作為全體中的一部份，讓自己更加地成長。為此，一邊使用自己的理性和智慧，一邊思考不同的聲音表現可以帶給自己以及周圍怎樣的成長，是至關重要的一件事。

自己的聲音最初到達之處，毋庸置疑，就是我們自己的雙耳。為了讓自己能夠聽到具有整齊協調波長的聲音，請試著去察覺，自己是否以對自己誠實的方式在生活、說出來的話語是否與內在的真實感受是相符的。

再者，第五脈輪是讓我們理解世界整體和對未來遠景，提升精神性的入口。可以說是為了讓我們能夠以更靈性的方式去生活的橋樑。

它也被稱為「選擇的脈輪」，是人類意志力的中心。增強自己的意志力，並非指貫徹自身的自我，而是去瞭解如何控制自己、如何為了自己以及全體做出選擇，第五脈輪要引領我們去體會的，正是這神聖的真理。

相對應的內分泌腺
甲狀腺

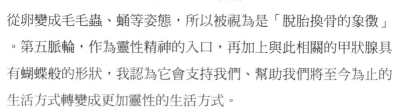

甲狀腺

　　甲狀腺位於喉結下方的位置，並具有蝴蝶般的形狀。這個形狀也相當別具匠心。**蝴蝶是精神性的象徵**，因為牠會從卵變成毛毛蟲、蛹等姿態，所以被視為是「脫胎換骨的象徵」。第五脈輪，作為靈性精神的入口，再加上與此相關的甲狀腺具有蝴蝶般的形狀，我認為它會支持我們、幫助我們將至今為止的生活方式轉變成更加靈性的生活方式。

　　接受來自腦下垂體的指令並分泌甲狀腺素，是甲狀腺的主要工作。甲狀腺素會經由血液運送到全身的細胞，提高細胞的活動，因此也被稱作「幹勁荷爾蒙」，它告訴我們「活出具有創造力的人生吧！」讓我們能夠積極面對人生。

　　此外，甲狀腺素也會對骨頭、神經和精神狀態造成影響，並會促進小孩子的成長與發育，可以說是人類生活中不可或缺的荷爾蒙。它可以燃燒脂肪，製造出必要的能量讓我們得以正常活動；也可以重塑舊的細胞，使其轉變成新的細胞，具有活化新陳代謝的作用。

　　甲狀腺的問題，通常多出現於女性身上。當甲狀腺素的分泌過多時，全身的代謝活動就會增加，又因為這個狀況會促使心臟增加活動量，因此就算只是輕微的活動，也會造成脈搏加速。與

此同時，還會讓腸胃道的功能過於活躍，進而造成拉肚子，以及正常進食仍持續變瘦的情況。最後，因為神經變得高度活躍，所以會顯得煩躁，或是因為話多而變得容易興奮。典型的代表為葛瑞夫茲氏病。

相反地，甲狀腺素不足的話，我們會提不起幹勁、食慾降低變得怕冷、經常忘東忘西，並會一直表現出懶懶散散的倦怠模樣。典型的代表為慢性橋本氏甲狀腺炎。此外，如果這個狀況出現在小孩子身上則會引起發育不全的問題。

為何甲狀腺疾病會好發於女性身上呢？女性在不同背景的社會制度中多是處於被動的立場，她們長久以來總是為了「和大家一起」生活，讓自己順從著外在規範而活。在這之中，過去的社會並不認同勇敢表達出自己意見的女性，因此，現代的女性或許在無意識中也將自己的想法全都一口嚥下了。又或者是因為擔心會讓對方感到不快、生氣，因而將自己的意見全部扼殺掉也說不一定。無論是哪一種，若沒有釋放喉嚨的能量，讓鬱積的狀況持續下去，說不定就會讓甲狀腺的平衡被破壞掉。

以前，我有一位學生因為丈夫工作的關係，長期居住在海外。當她暫時回國的時候，剛好聽到了我所講述的第五脈輪的課程，在那個時候，她敘述道「我長久以來都患有甲狀腺機能障礙，雖然有接受過藥物治療，但和疾病奮鬥的過程真的十分痛苦」。她在有語言差異的國外生活時，不太能盡情的說話，也無法順利表達出自己的想法，「我認為這應該就是讓我罹患甲狀腺疾病的原因」她這麼說。這個經驗之談能夠讓人深切地感受到，

第五脈輪和甲狀腺之間果然是有互相關聯的。

此外，甲狀腺的後方有副甲狀腺，負責調控血液中的鈣離子濃度。甲狀腺和副甲狀腺不只會影響身體的發育，同時也會對精神的發展造成影響。因此，只要這兩種腺體取得平衡，我們就能夠一邊注重理性的大腦思考，同時也讓負責情感思維的心盡情表現。我們也可以透過這件事理解到，第五脈輪和理性及精神性是息息相關的。

透過活化負責各式各樣工作的甲狀腺，不論是身體或是我們的精神都能夠變得更有元氣，並讓我們得以度過更加充實的生活。

能量中心的顏色
Blue 藍色

自然界的象徵：天空、水、海洋、地球

「藍色」的能量意義：母性、女性特質、包容力、精神意識、信任、溝通、內在

　　第五脈輪的藍色，在自然界中，是天空、海洋以及水的顏色。此外，全世界第一位太空人，前蘇聯的加加林說過「地球是藍色的」，如其所述，藍色，也是象徵地球的顏色。在日常中，我們也因為被這樣湛藍的天空所包圍而備感安全。從包圍著我們、給予我們安全感這樣的意象中延伸而知，**藍色是代表著包容力的顏色，同時也蘊含著母性的能量。**

　　因為藍色是表示內在的顏色，因此也和**精神靈性**有所連結。喜歡這個顏色的人相較被動、沉著，非常重視自己的心靈層面。此外，從海洋和水這樣的象徵中，我們可知其也帶有冷靜和沉著的表徵，但因為水是相對冰涼的事物，所以如同「藍色憂鬱」這樣的詞彙表現，當我們變得冷漠和憂鬱的時候，就會和藍色的波長產生共鳴。

　　藍色也是象徵著地球的顏色，而地球也真是顆不可思議的星球。我們的腳底下，有相當穩固的地板和地面，但事實上，這顆星球可是漂浮在銀河系這樣的宇宙空間內呢！地球本身會有自轉運動，也會繞著太陽的周圍公轉運動。

　　從這點來看，它應該是相當不安定的，但我們卻絲毫不會去煩惱「地球是否有一天會因為平衡崩壞而毀滅？」我們毫不懷疑，並確信地球會給予我們土地、空氣，以及位於頭頂上的天空，日復一日地過著每一天。再次去思考這個現象，是否讓你感到十分不可思議呢？這也讓我不禁認為，住在地球上所有生物的DNA，是不是都存在著「對地球的絕對信任」這樣的訊息編碼呢？

　　此外，所謂的信任，往往會讓人認為是自己對他人的信任，但首先，最重要的其實是自我信任。正因為對自己有絕不動搖的信任感，才讓我們得以信任他人。為了提高對自己以及對他人的信任感，我希望大家可以試著好好活用與第五脈輪相呼應的香氣。

　　以色彩療法的觀點來看，對藍色感到在意的代表意義如下。請務必將瞭解自己的狀態做為目標，細細地去品味以下內容

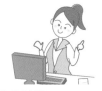

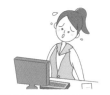

平衡時的狀態

* 具有吸引人的聲音和說話方式
* 能夠坦率地表達自己的想法
* 信任自己的人生，想自由自在地過生活

不平衡時的狀態

* 無法停止講述負面的話語
* 不表述自己的意見，一味地配合對方
* 無法相信自己

具有藍色光波長的精油

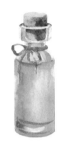

絲柏　　歐洲赤松　　澳洲尤加利

　　尤加利的樹葉中所分泌出的芳香成分和紫外線反應過後，會呈現藍色。創造出那壯麗的澳洲藍山國家公園景緻的尤加利樹，可以說是和第五脈輪最為共振的香氣。除此之外，和第五脈輪有所共鳴的精油大多數都是從葉片中萃取而來。其中較具特色的，有絲柏、茶樹和歐洲赤松等葉子細小的針葉類精油為多。因為第五脈輪具有「淨化」這一生命課題，所以這裡提到的每一支精油都帶有很強的淨化能力。

　　此外，因為葉片的顏色是綠色，所以這些香氣不只對第五脈輪，同時也會對第四脈輪產生影響。當我們想要從心中放下銘心刻骨的感情時，針葉系精油的香氣可以給予我們支持，幫助我們平順地清理這段感情。

　　作為代表第五脈輪的香氣，我接下來要詳細介紹絲柏、歐洲赤松和尤加利這三種精油。

拉丁學名：*Cupressus sempervirens*

科　　屬：柏科

萃取部位：毬果（樹枝、針葉）

絲柏
Cypress

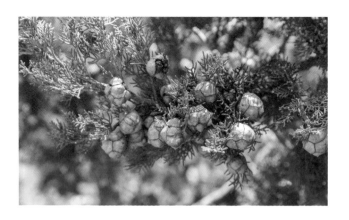

身心作用

　　絲柏的最大特徵，就是「接納」事物並使之「流動」的作用。此外，從其具有收斂身體中多餘水分的效果這點來看，它可以說是一支淨化能力十分強勁，**能夠幫助我們將不要的事物全都排放出去的精油**。此外，從其收斂的特性來看，這個香氣十分適合用來讓某些無建設性的廢話停止，還有淨化那些會毫無保留地傾注所有情感的人的心。

　　我們會吸引某些必須的相遇和事件來幫助自己成長，不論是痛苦的經驗，還是開心的經驗，請讓自己親身感受所有的經驗，去試著接受所有應學事

物中所蘊含的意義。然而，要是無法瞭解如此做的意義，總是滿口的抱怨，像是「那個人很差勁」、「這份工作太辛苦，我不想做」、「這些事總是讓我感到不耐煩」等，會讓我們的潛意識不斷積累悲傷的情緒，因為這明明就是為了讓自己的靈魂成長而吸引過來的事件，卻完全不被表意識所理解和接受。

「我不要那個」、「我不要這個」，振動如此混亂的聲音，最先傳達到的地方就是我們自己的耳朵，要是我們總是發著這樣的牢騷，一定會不斷地讓自己受到傷害。當我們無論如何都無法接受現實、總是抱怨連連的時候，我們可以使用絲柏的香氣讓心暫時和緩下來。據知，絲柏在歐洲是被種植在墓地裡的樹木，這個香氣可以鎮靜我們的心、讓我們恢復冷靜的狀態，並且促使我們與自我溝通「為何這樣的事件會發生在我身上呢？」

接著，我們會在凝視自己內在的過程中意識到，不管眼前發生的事件對自己來說是多麼艱困的挑戰，但因為這對自我的成長來說是必要的，所以才會發生在我身上。只要活著，我們就有可能會遭遇到讓自己悲慟不已的事。在這種時候，沒有勇氣接受這些事的人，只要使用了絲柏，心裡就會自然地平靜下來，並變得能夠冷靜地接受現狀。正因為在碰到令人難過的狀況時，我們會不自覺地去想「為了接受這件事，一定得去做些什麼」我們會

因而備感壓力。請不要立刻就去想到底該做些什麼才好，首要之事是先接受這個事，並且用心去品嚐現在的自己究竟有什麼樣的感覺。而絲柏會幫助我們、讓覺察的過程能夠順暢地進行。

我們可以從中覺察到「原來我是帶著這樣的情感啊！難怪我會如此討厭這件事」、「原來我想要品嚐的是這種情緒啊！」等，我們便能夠放下那份情感或是事件。如果拒絕這樣的做法，始終不去面對自己的情感，同樣類似的事件就會一而再再而三地出現。為了避免發生這樣的情況，首先請試著充分地去品嚐自己當時的情感狀態。而絲柏的香氣應該能在這個靜觀內省的時刻，給予我們十分細膩且溫柔的陪伴。

再者，這支精油的萃取部位是毬果和枝葉。因為葉子相當於植物的呼吸器官，所以它也會作用於我們的呼吸系統，肺部在五行中屬「金」，與悲傷情緒是相關聯的。當我們對眼前發生的事物感到悲觀的時候，就有可能發生明明沒有罹患感冒卻仍然咳嗽咳個不停的狀況。而絲柏也有助於改善這種因心理狀態而起的咳嗽問題。

又因為絲柏的毬果形狀和卵巢相似，因此，從以前開始，就有人將絲柏使用在藥草療法上來照護我們的卵巢，而卵巢是與第二脈輪對應的臟器。有趣的是，因為第五脈輪的藍色和第二脈輪的橘色彼

此之間具有互補色的關係，從上面的例證來看，兩個脈輪之間確實也一樣具有十分密切的關係。

當我們無法坦率地說出自己所想的事，變得十分悲觀的時候，只要試著去看看自己的內在，靜下心來思考「為何事情會發展成這樣」，就會意外地發現，大多數的問題都和第二脈輪的課題——人際關係有所關聯。在這樣的狀況下，因為絲柏可以同時照護我們的第二和第五脈輪，所以只要吸嗅它的香氣，就可以讓我們獲得重要的覺察。

使用絲柏接待說話滔滔不絕的客戶

芳療spa館的客人當中，有許多人會忍不住一直對著療癒師述說自己生活上的不滿。「丈夫一直在嘮叨……」、「孩子不聽我的話……」、「工作真的非常辛苦……」等，在這樣的話語之內，究竟隱藏著什麼樣的想法呢？

若本人沒有試圖往內看，就會只看見表面的部份，感覺自己是個受害者，當自己單方面地強勢說了很多很多關於自己的事情時，不只用耳朵聽著這樣話語的自己會受傷，對傾聽的療癒師來說，也是十分痛苦的事。

當這樣的客人要光臨時，相當推薦在迎接客人時使用絲柏精油擴香。多虧了絲柏，讓客人的心在

進到spa館的瞬間得以沉靜下來，進而減少治療過程中的喋喋不休。絲柏並非強硬地不讓對方說話，而是透過讓本人恢復沉著的狀態，讓他自然而然地平靜下來。

在平靜之中，我們變得能夠冷靜地掌握自己的狀況，透過內觀，有不少人循序漸進地加深了對自己的理解。當療癒師自己想要進行冥想或內觀的時候，使用絲柏擴香來享受香氛浴應該也會是個不錯的選擇。

推薦的使用方式

只要提到「收斂」，就會令人想到絲柏。請務必將它使用在按摩油中，好好地感受它的療效。它能夠有效地排出堆積在身體內的老舊廢物和多餘的水分等，身體所不需要的東西。在心理層面上它也具有同樣的效果，當我們又再一次經歷到那些因過去之事而造成心裡陰霾時，我們可以透過吸嗅絲柏的香氣，幫助我們放下這份情感。當我們被悲觀的情感所煩擾時，香氛浴或者是直接從精油瓶中吸嗅香氣，都可以放鬆我們的心。

歐洲赤松
Pine Scotch

拉丁學名：*Pinus sylvestris*
科　　屬：松科
萃取部位：針葉

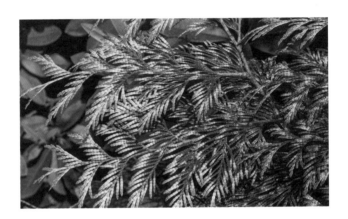

植物簡介

　　松樹精油是從葉片萃取而出的精油，是具有淨化能力，帶著神聖性的香氣，在日本，經常會被種植在神社等地方。此外，也會將它作為海岸的防風林，種植在大海和陸地的分界線上。

　　歐洲赤松的特徵是兩片一束的葉子。因此，它可以說是能夠強化並恢復自己與他人分界線的香氣。因為它能夠在溝通上強化，「自己是自己，他人是他人」這樣的分界線，在容易與客戶有所共鳴的療癒師族群中，它是十分有人氣的防護用香氣。

在與人的溝通中，總是配合著對方的意見、過分接受對方意見的人似乎相當地多。說不定這是因為過去曾經當自己說出對自己而言十分重要的事情時，有過被對方嘲笑、拒絕等感到受傷的經驗。

第五脈輪據說會集結自己從過去到現在的所有情報。而且，當我們打算表達自己的意見時，一定會通過喉嚨這個部位。若我們在說話的同時，擔心著自己又會犯和之前相同的錯誤的話，就有可能會出現說出的話和所想的話完全不同的狀況，這是因為我們說出的話，一定會通過位在喉嚨，身為過濾器的第五脈輪所致。從可以將這樣的過去「作淨化」可知，為何第五脈輪在梵文中會被稱作Vishuddha（淨化）。

此外，對於那些被刻印著「曾經相處得還不錯的人，就算意見不合也一定要永遠好好相處下去」如此認知的人，我也很推薦這個香氣。因為它不只能夠讓我們知道現在和過去已經具有涇渭分明的不同，**還能夠讓我們一邊透過自我溝通提昇「自我信賴感」，一邊淨化我們過去的種種。**

我們會根據與自己靈魂成長的契合度，選擇在一起的人。隨著成長，若與某些人的相處上變得不舒適，即使是到目前為止都和自己處得很好的人，也不需要勉強自己繼續待下去。

然而，這並不是一件能夠順利達成的事，我認為有不少人已經習慣配合周遭的人事物而生活，並會因

為無法過自己原本想要的生活感到相當煩惱。當這些人為了讓現在的自己覺醒，而試著去淨化過去的時候，歐洲赤松是十分有力的幫手。

它可以讓我們將自己從過去的模式中解放，並在背後不斷地推動我們的靈魂去成長。當我們想要在現在的自己和過去的自己之間拉出一條界線，選擇適合自己靈魂的生活方式時，歐洲赤松將會是我們強而有力的後盾。

促使我們真誠溝通的香氣

明明心裡就想著「好想要」，卻遲遲說不出口，或是觀察著是否有其他表現出看起來很想要的人，然後，不知不覺間就將話全都吞回去了。你的周圍是不是也有像這樣的人，不管什麼東西都讓給別人呢？

我認為這樣的人既感性又細膩，能夠巧妙地捕捉到他人情感的動向，但在真誠溝通的意涵上，我們應該是要表現出「我也想要」，而不是將自己的意見全數壓抑在心中。

舉例來說，「你很想要這個吧！但我也很想要。那麼，究竟該怎麼辦呢？」於是，我們就可以互相討論，是要將這個東西平分成兩份呢？還是應該用猜拳來作決定呢？若是掌握住這樣的溝通要訣，應該會讓彼此都感到心情暢快吧！

「又讓出去了……」，對於總是無法順利做到這件事，為此感到悲觀的人，歐洲赤松的香氣告訴我們，

「你已經可以從這樣的罪惡感當中釋放了」。我們不需要將所有的一切都讓給別人，一味地去配合對方，透過真誠的溝通，我們可以讓彼此都學會，如何在這樣的互動當中不斷成長。

對於非常顧慮客戶，或是為了讓自己受到喜愛而過度努力、累到筋疲力竭的療癒師，歐洲赤松也是相當不錯的選擇。

推薦的使用方式

若是在房間使用擴香儀擴香，可以帶來淨化空氣的效果。像是芳療spa館等地方，可以在一天的最後，以淨化為目的擴香歐洲赤松，應該會帶來不錯的效果。和個性不合的人處在一起，我們會突然變得很疲倦、覺得心情很沉悶，在這種時候，我們可以直接從精油瓶當中吸嗅歐洲赤松的香氣。此外，我們可以將一滴精油滴在手指上，然後塗在第三脈輪（心窩周圍），以幫助我們建立與他人之間的分界線。容易和他人起共鳴的療癒師，可以在迎接客人之前，先使用這個方法。

澳洲尤加利
Eucalyptus radiata

拉丁學名：*Eucalyptus radiata*
科　　屬：桃金孃科
萃取部位：葉子、枝端

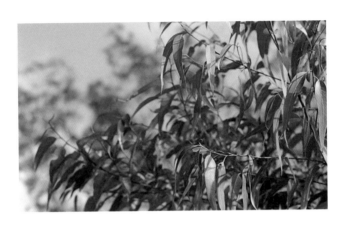

植物簡介

說到尤加利，一般來說有藍膠尤加利和澳洲尤加利這兩種。藍膠尤加利裡面含有一種會刺激神經系統、稱為單萜烯的成分，但因為澳洲尤加利沒有這個成分，所以其作用相對溫和。因此就算是小孩子和老年人，也能夠安心地使用，當和家人一同使用精油的時候，大多會推薦澳洲尤加利。

此外，關於抗菌作用和在第四脈輪也有提過的免疫提升作用，據說，澳洲尤加利的效果會比藍膠尤加利來得好。尤加利讓我們得以透過明確區分出自己和自己以外的人事物來保護自己，而澳洲尤加利在這部份的特質也較為顯著。

　　一般來說，尤加利中所含有的桉葉油醇(1,8-cineole)成分，對呼吸器官十分有助益，不過，澳洲尤加利和藍膠尤加利在作用場所上有不少相異之處。前者是作用在從口腔至鼻腔和喉嚨位置的上呼吸道，後者則是作用在包含支氣管和肺的下呼吸道。

　　因此，要改善花粉症和鼻子、喉嚨不適感，適合使用澳洲尤加利。若只是少量使用的話，可以直接不稀釋精油就使用，所以在感到喉嚨很不舒服的時候，只要用純精油直接擦拭在喉嚨處，就能夠讓喉嚨的不適感瞬間消除。當我們在感冒和流感的流行期間，不得不外出到人潮很多的地方時，只要將一滴精油擦拭在喉嚨的周圍，就可以同時達到預防感染和淨化能量的效果。

　　另一方面，由於藍膠尤加利是刺激性較強的精油，所以不建議直接拿純精油作使用，作為支氣管和肺部的照護配方，藍膠尤加利可以幫助我們咳出帶有濕氣的痰，發揮改善感冒症狀的力量。香氛浴，或者是少量地滴在口罩上使用都相當不錯。

透過香氛，釋放沉積在胸口中的鬱結

　　如同剛剛所介紹的，尤加利是眾所皆知可以幫助呼吸器官暢通的精油。尤加利的葉子看起來是舒展開的流線形狀。當我們吸嗅從這樣的葉子中萃取而來的香氣後，就會感到胸口整個伸展開來，呼吸也因而變

得更加舒暢。接著，我們的心也會因而被舒展開來、感到釋放，並能夠感受到一種支持自己輕鬆表達心中想法的力量。

隨時都在顧慮著周遭環境，並在很多事上都會感到緊張的人，胸口周圍會慢慢變得閉塞緊縮。如此一來，呼吸就會變得短淺，並經常會將自己的想法鎖在內心當中。尤加利的香氣能夠讓這樣的人輕鬆地表達自己。透過深呼吸，讓自己得以放下鬱積在內的種種情感，這個香氣會默默地在背後支持著我們，讓我們說出自己的真實想法。

此外，因為這個香氣帶有「自我信任」的能量，我也很推薦這個香氣給那些無法信任自己，總是想著「我需要做得比現在更多」，以及不斷限制自己的人。

	澳洲尤加利	藍膠尤加利
特色	作用溫和，少量可直接使用，適合老人、小孩	刺激較強，不建議直接使用
作用部位	上呼吸道（口、鼻、喉）	上、下呼吸道（肺和支氣管）
用途	抗菌、提升免疫力	祛痰、改善感冒

推薦的使用方式

中醫學中所指稱的風邪（邪氣和細菌、病毒等），認為是從位於頸部後方，名為大椎（位在頸椎上最突出的骨頭下方的凹陷部位）的經穴進入人體的。透過在大椎穴的周圍塗抹尤加利，可以達到淨化身心的效果。此外，這個香氣也具有防護的作用，可以預防邪氣進入我們的身體之中。

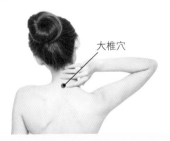

大椎穴

活化第五脈輪的練習

① 試著發出聲音

坦率地將自己的心情傳達給對方是十分重要的一件事。如果覺得這件事難以做到的時候，請試著有意識地練習發出聲音吧！單純地朗讀自己喜歡的書、唱歌，或是發出「啊──」的聲音都沒有關係。

② 自我按摩

請在沒有聲音的安靜場所，試著和自己的心好好地進行溝通吧！「是不是因為太過顧慮周圍的事情，而擱置了自己真正想要做的事呢？」、「自己究竟期望著什麼樣的生活方式呢？」等，保留能夠仔細傾聽內心聲音的時間給自己，也是十分重要的一件事。與此同時，也請試著側耳傾聽周圍的寂靜之聲吧！

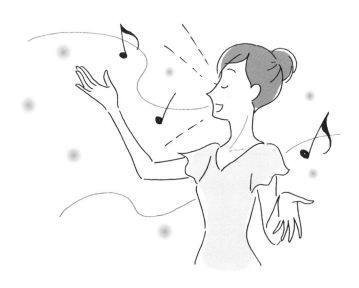

來自內在的真實之聲，必定是極其美好的話語

參加脈輪課程的學生之中，有不少學生表示「我現在所碰到的正是第五脈輪的課題」，因為第五脈輪位於喉嚨的位置，它的主題與如何使用聲音的能量有關，並教導我們何謂「真實的話語」。

當我們說出發自內心的真心話時，聲音的波長會變成極其美麗的能量傳到空氣中，並逐漸傳播到世界各地。「如果希望這個世界能夠充滿美麗的能量，請無時無刻都用真實的話語來表達吧！」

只不過，有一點需要注意——由心而生的話語與好聽的話是不一樣的。因為我們被灌輸著「不可以將負面的情感說出來」的觀念，所以我們會在真正感受到悲傷的時候，說出「我沒事」；在真正感受到受傷的時候，說出「這算不了什麼」……這樣的謊言真的蘊含著美麗的能量嗎？

作為第五脈輪的修習，我們應該體驗到的是「直接說出我們現在的感受」。與對待喜悅和開心等感受時並無二致，請好好珍惜並對待痛苦和想要哭泣等感受。所有的情緒都是平等的。請試著放掉對善惡是非的判斷，不管是怎麼樣的情緒都將之視為鍾愛之物，坦率地表達出來吧！透過這樣的行為，可以讓你想要對著世界說出自己內在的真實感受。

如果你覺得要做到這樣實在過於困難，請試著吸嗅與第五脈輪波長相同的精油，或是有意識地在日常生活中使用第五脈輪的藍色。久而久之，你就會意識到自己真正的情緒和感受，並能夠將之自然地表達出來。

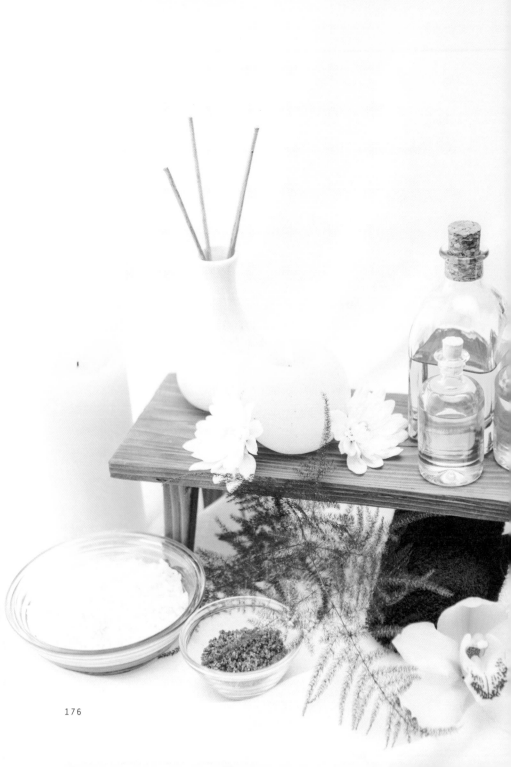

Part 7
透見本質
精油和第六脈輪

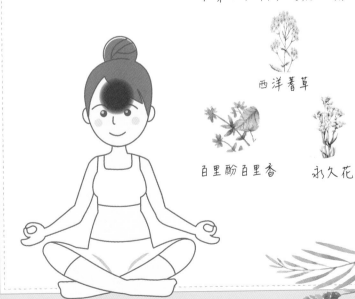

和第六脈輪相呼應的精油

西洋蓍草

百里酚百里香　　永久花

第六脈輪的生命課題

據說，位於額頭中央的第六脈輪是「第三隻眼」的所在之處。其在梵語中稱為Ajna，帶有「覺察」的意思，就感覺上來講，它所指稱之意為「超越思考的知曉」。

我們的雙眼，往往會將這個世界以善與惡、表與裡、正確與錯誤等二元對立的方式看待。超越這種二元對立的觀點，第三隻眼只凝視真理、不受事物表面的束縛，也就是說第三隻眼能夠帶領我們看見事物的本質。

理解事情背後的本質，能讓我們不斷成長

在自己身上發生的所有事件，是為了讓自己能夠向著幸福之路成長的覺察機會。毫無疑問地，這是從自己之內所發起的現象。這樣的事件本身並沒有好、壞之分，它可以說就只是讓我們得以改變某些行為和意識的契機。

不過，害怕去接受這樣的理解，反而將發生的事情歸咎於周圍的人和社會、責備家人和伴侶，認為自己是受害者的話，就會失去好不容易得來的成長機會了。即便如此，我們生存在世的目的，不就是如何作為一個人類持續地成長嗎？就算裝做視而不見，因為我們的內在希望我們去覺察那些改變的契機，所以會讓同樣的事一而再再而三地不斷發生。

舉例來說，應該有因工作過度而讓身體崩壞，並因此從公司

離職的人吧！而這樣的人為了不讓相同的事情發生，後來就轉職為工作內容比較輕鬆的兼職工作。然而，自己在不知不覺中竟然變成了管理兼職人員如主管般的職位，由於成員管理等事務，讓工作上的負擔增加了，然後身體的狀況又因而變差，並再度導致辭職。當他的身體的狀況恢復後，「這次一定沒問題！」這個人再次重振精神，換成一週只工作三天的打工性質，但是在工作才剛開始的時候，其他的打工人員竟然辭職了，不得不將這個缺填補起來，結果就變成一週工作五天，變成一點也不輕鬆的工作。而且待遇和薪水還不斷下降，生活反而過得越來越艱苦……。

　　如果這個人一直都沒有去覺察到這一連串事件背後的本質，即使不斷換工作也不會讓狀況有所改變，只會讓狀況變得越來越糟吧！發生在我們生活中的事件，究竟潛藏著什麼樣的意涵呢？這是只有當事人才能夠注意到的事情。

　　或許，它是為了要讓這個人學習到，當自己遇到無法做到的事情時，要勇敢地說出「NO」吧！這個修習，或許是為了讓我們不再根據他人的需求來尋找自我的價值，又或許是，這個修習是為了讓我們放下認為自己是一個沒有能力的人的恐懼吧！這些事件究竟帶有什麼樣的意涵，透過當事人的覺察，感受「一定就是這樣！」對當事人而言可以說就是一種真理的體現。

　　第六脈輪的生命課題是「追求唯一的真理」。重要的是，我們必須去意識到這個真理並不是人們教導或給予我們的東西，而是只存在於我們內在的事物。

　　此外，當這個脈輪活化的時候，我們將不再對自己的問題視

而不見，並得以培育出一種強力的自省精神。因此我們所需要的
是智慧和洞察力，並且放下一直以來所積累的自尊心。

活化第六脈輪能幫助提升覺察力

第六脈輪是司職智慧的能量中心，作為意識的核心，它具有
極為強大的力量。當我們要超越肉眼所見的現實水平去凝視事物
的本質時，我們需要冷靜且充滿智慧的判斷能力。從此應運而生
的是，一種與精神連結在一起、超越思考的「知曉」之感。

綜上所述，因為這個脈輪牽涉到感覺和思考之間的平衡，如
果這個脈輪活化的話，我們的覺察能力會因而提高，並開始能夠
信任自己的直覺力，不再過度使用理性思考。即便不知道理由，
只要感覺到「這對自己來說是必要的」，就可以在毫無抗拒的狀
態下接受。另一方面，若是平衡崩壞的話，就難以做到這樣的
事。我們會變得想要在每一件事物上都找出理由，並抱持著「應
該要○○」的獨斷價值觀，固執地認為「自己絕對沒有錯」。當
我們長時間處於這樣的狀態下，就會讓自己漸漸失去自己在群體
之中是有存在價值的感覺，最後只能隻身一人孤獨過活。

我們是在人與人之間的關係中去認識自己，透過與他人的互
動漸漸理解愛、喜悅和幸福的含意。我們若是活在孤獨之中，就
無法讓自己品嚐到這樣的人生精華（本質），繼續成長茁壯。在
品嚐到精華之前，雖然會有苦澀和痛苦的滋味出現，但這些來到
我們生命中的事件，全都是為了讓我們成長而發生的。我們可以
在生活中運用代表第六脈輪的靛藍色和其對應的精油，幫助我們
覺察那些發生在現實中的真理。

相對應的內分泌腺
腦下垂體

腦下垂體

　　與第六脈輪和第七脈輪相對應的內分泌腺都存在於腦部，和大腦整體的作用有所關聯。雖然也有論述表示第六脈輪是對應松果體，而第七脈輪是對應腦下垂體，但我認為與第六脈輪具有深刻關聯的應該是腦下垂體。

　　腦下垂體坐落在位於腦部正中央，名為蝶鞍的骨頭的凹陷處之中，大小約為7、8mm，是相當小的腦部組織。正如其名，它的外觀就如下垂的豆子。當它接收到被稱為「腦中之腦」的間腦中的下視丘傳來的命令後，腦下垂體的前葉、中葉和後葉就會分泌出各式各樣的荷爾蒙，而這些荷爾蒙會經由血液的流動散佈到全身的各個部位。

　　說到腦下垂體所分泌的荷爾蒙，前葉的部分會分泌生長激素、促甲狀腺激素、促腎上腺皮質素、促卵泡激素、黃體生成素和泌乳激素等。後葉的話會分泌血管升壓素（抗利尿激素）和催產素，而中葉所分泌的是黑色素細胞刺激素。腦下垂體所分泌的荷爾蒙，據知會影響到身體的成長、代謝、妊娠、泌乳等生命整體的運作。

　　此外，和腦下垂體連動的下視丘會調節自律神經的作用，擔

當著意識和神經的活動中樞。它的作用真的非常多樣化，包括對生理時鐘、體溫、血壓和脈搏的調節、食慾和口渴的感覺、性行為、睡眠、憤怒和不安等的調控，以及管理產後子宮收縮和分泌乳汁等，對我們的生存來說絕對必須的生理功能。

腦下垂體會和下視丘協同合作，並會分泌種類各異且重要的荷爾蒙，又因為它具有調控其他內分泌腺的機能，所以腦下垂體又被稱為「主腺體」或是「內分泌系統的主導者」。

腦下垂體所掌管的荷爾蒙，幾乎都是和與生俱來的平衡機制有關。為何自己在現實生活中會經歷這麼多不順遂的事？為何自己無法在現實生活中順利取得平衡呢？從它能夠讓我們注意到事件的本質這一點來看，腦下垂體可以說是和第六脈輪最有關聯的分泌腺吧！

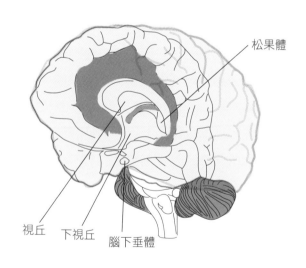

松果體

視丘　下視丘　腦下垂體

能量中心的顏色
Indigo blue　靛藍色

自然界的象徵：深海、黑暗
「靛藍色」的能量意義：透見本質、直覺力、深度、內省

第六脈輪所對應的顏色是靛藍色。在自然界中的代表有深海和黑暗等，象徵著深層、無法看見的部份。喜歡靛藍色的人，總是傾向於看見事物的深層部份。雖然這樣的人洞悉事物本質的能力非常出色，但因為總是綜觀大局，反而意外地容易經常感到煩惱、沮喪，並將很多想法都悶在心裡面。我們必須去學習，如何用自己的力量去控制這方面的平衡，不過喜歡靛藍色的人裡面，有不少人都具有優秀的洞察力，並具有能夠和看不見的世界接觸的能力。

在我的學生當中，也有打從心底喜歡這個顏色的人，他們在掌握事物時的視角真的十分有深度。因此，他們也會遇到因不太能理解自己的想法而煩惱的時候，在這種時候，我會告訴有如此煩惱的人：「因為世上的人不會有這麼深刻地思考，所以你只要更加輕鬆地去思考

就好了」。

　　我這麼說之後，大部份的人多會展現出鬆了一口氣的表情，感到肩膀上的負荷減少了一些。

　　此外，因為靛藍色也象徵著看不見的領域，所以那些具有靈視力、直覺力、預知等超自然能力的人們，也會很喜歡這個顏色。從職業來看的話，雖然喜歡靛藍色的人，以像占卜師等從事能夠預示看不見的未來的人居多，但意外的是，運動員也很容易被這個顏色所吸引。

　　確實，在競爭著0.1公分、0.01秒的世界中從事競技活動，就像處在一個必須超越思考，使用感覺去「覺察」的世界中。舉例來說，射箭，必須要瞄準在數十公尺前方標的上極小的靶心射出箭矢。由此可知，越是一流的運動選手，越能夠在下意識中使用超自然的力量。因為運動員都會日以繼夜地鍛鍊肉體，對於事物的理解也非常深刻，所以會讓人感覺到他們的第六脈輪是活化的，並具備一種人類與生俱來的強大力量。

　　在輸贏的世界中，是無法預知未來的。所以不管自己重複著多少次辛苦的練習，也不能保證自己能夠在正式上場時發揮那個力量。為了要讓自己能夠在正式比賽時發揮120%的能力，運動員們反覆地在自己的內心中描繪那個瞬間，日以繼夜地進行辛苦的訓練，正因為具有如此強韌的肉體和精神狀態，他們才能夠達到這樣的成果吧！

　　此外，因為我們將注意力集中在看不見的部份，靛藍色也有助於照護那些看不見周遭的人、只關心著自己的人的心。

　　再者，總是抱怨著「我很可憐」、「公司的待遇很差」、「是〇〇先生/小姐不好」、「都是父母的錯」等，經常認為周遭的人都是加害者，而自己是受害者的情況下，也會被這個顏色所吸引。

　　以色彩療法的觀點來看，對靛藍色感到在意的代表意義如下。請務必將瞭解自己的狀態做為目標，細細地去品味以下內容。

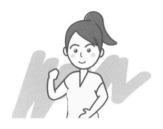

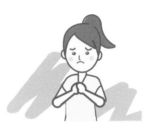

平衡時的狀態
- 能夠理解生命中所有事件的發生，都是為了讓自己有所成長
- 沉著冷靜的情緒狀態
- 具有很強的自省精神

不平衡時的狀態
- 反覆地經歷相同模式的困難狀況
- 強烈的被害意識
- 害怕面對真實的自己

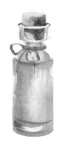

具有靛藍色光波長的精油

西洋蓍草　　百里酚百里香　　永久花

　　呈現深藍色的西洋蓍草、百里酚百里香和永久花精油，可以說是和第六脈輪連結的代表香氣。**當我們想要去察覺事情內在的本質，而非掌握眼前表面的現實時，這些香氣能鼓勵、指引我們。**

　　靜下心吸嗅這些香氣時，能帶給我們壯大浩瀚的感覺，彷彿自己內在擴展出了無限寬廣的世界，正在與宇宙聯結。有些從事心靈或超自然能力工作的人，會將這些香氣視為是「**宇宙的香氣**」。

　　此外，與代表第六脈輪主題的「靈感」和「預知」的能力有所共振的迷迭香、百里香和薄荷等精油，也可以幫助我們的意識覺醒，支持我們將靈光一現的想法和覺察提放到自己的內在資源中。

　　作為代表第六脈輪的香氣，我接下來要詳細介紹西洋蓍草、百里酚百里香和永久花這三種精油。

西洋蓍草
Yarrow

拉丁學名：*Achillea millefolium*
科　屬：菊科
萃取部位：整株植物

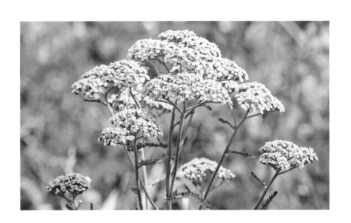

植物簡介

　　西洋蓍草是菊科的香草植物，和德國洋甘菊十分地相似。兩者的共同特徵是，精油本身的顏色都呈現出很深的靛藍色。這兩支精油都具有非常強大的療癒力量。

　　西洋蓍草又被稱為「騎士藥草」，這是從希臘神話中登場的戰士，阿基里斯（我們足部的阿基里斯腱的語源），在特洛伊戰爭時，使用西洋蓍草替負傷的戰友治療的傳說而來的。

　　喜歡菊科香氣的人通常具有強大的靈性和精神能量，又或者是具有極深刻的洞察力等特徵。因此，他們或許會覺得自己在這個物質世界中，不管到哪裡生活都窒礙難行。有這些感覺的人，很多都會覺得「西洋蓍草的香氣帶給我安慰」這個香氣能夠撫慰這種因無力感而生的愁緒，可以說具有非常強大的療癒之力。

　　此外，那些經歷過與伴侶的死別、虐待、家暴等在人生中讓人難以招架的事件，心靈受到傷害的人也會想要尋求這個香氣。這可能是因為西洋蓍草的香氣可以為那些會責備自己、對自己大發脾氣、在無意識中傷害自己的人帶來深層的撫慰。

　　理所當然地，出現在現實生活中的這些事件，不是出自本人的喜好而引起的，而是我們的潛意識希望讓我們學習到某些事物，因而在現實生活中讓這些事件發生。不過，當我們身處於如此艱困體驗的漩渦中時，要冷靜地去捕捉事物的面貌可以說非常困難。

　　舉例來說，當我們突然體驗到自己的伴侶因事故身亡的時候，可能會不斷強烈地譴責自己「在那個時候，如果我有做些什麼的話就不會這樣了」，無法擺脫後悔的情緒。當我們在這個時候吸嗅西洋

蓍草的話，我們得以從這個靠自己的力量也無法解決的現實狀況中，獲得深刻的理解和安慰。

　　具有超自然力量的人，能量是十分細緻的，而處在艱困狀況的人們，其感覺也會變得十分纖細。對於這樣的人，西洋蓍草能夠溫柔地在自己和他人之間拉出一條分界線，保護自己不受外部能量的侵擾，並將一種深遠的療癒之感由內而外地擴展出來。當我們想要從目前發生事件中獲得真正理解，希望讓自己先靜下心來獨處、內觀自己時，深靛藍色的西洋蓍草的香氣能夠溫柔地陪伴我們，給予我們支持。

照護因憤怒之火而引發的皮膚炎

　　說到第六脈輪的靛藍色，其是和藍紫色十分相近的顏色。因此，可以說是和象徵著信賴的第五脈輪的藍色，和代表宇宙完全性的第七脈輪的紫羅蘭色，互相混合在一起的顏色。

　　因為這種顏色同時具有這兩種元素，所以無論在現實世界中遇到了什麼樣的事，試著去接受「這些都是為了讓自己能夠成長的必要體驗」，並信任自己，慢慢地覺察這個事件所顯示出的本質。而西洋蓍草的香氣，能夠讓這一連串的事件順暢流動。

　　在治療的當下，也有不少陷入沉重困境的人會

選擇使用它，有許多案例經常會嚴厲地責備自己，讓憤怒的能量向內堆積，因而引起皮膚炎等皮膚疾患。即便在憤怒之炎向外表現在身體的炎症上，西洋蓍草也具有將之鎮靜的作用，可以同時活用在皮膚和心靈兩者的照護上。

推薦的使用方式

　　因為它是效果非常強的精油，使用的時候請務必稀釋到0.5%以下的濃度。非常推薦將它使用在皮膚發炎等皮膚問題上。若是覺得自己很需要這個香氣，將精油調配成香水作使用應該是個不錯的選擇。精油香水會被渲染成靛藍色，成為十分引人入勝的美麗顏色。它是帶著透明感的深色香氣，所以擦在身上時可以讓我們維持澄澈、清晰的思緒。

百里酚百里香
Thyme ct. Thymol

拉丁學名：*Thymus Vulgaris ct.Thymol*
科　　屬：唇形科
萃取部位：整株植物

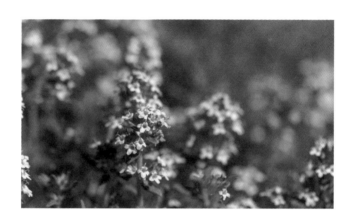

身心作用

　　羅馬帝國的兵士們，會在出戰之前泡在含有百里香的浴池中，據說這是因為百里香的香氣可以好好提振戰場士兵的士氣。由此可見，百里香也可以說是勇氣的精油，它的香氣可以給予我們向著未知未來勇敢踏出第一步的能量。

　　即使我們忽然出現「我想要做這件事！」的念頭，但在思考過後，會因為各式各樣的理由，而產生越來越多的迷惘，因而無法邁出第一步。像這種要試著向前踏出一步的時候，只要吸嗅百里香的香

氣，「總之先試試看吧！」就會有一股推進般的能量湧現出來。當我們想要好好重視突然在心中靈光一閃的念頭，並想展開行動的時候，請務必試著使用這個香氣。

百里香的植株本身也十分頑強，會不斷地繁殖。因為其本身有很強的生命能量，也就是所謂的「氣」，所以它能夠在那些經常顧慮著周遭、無法順利開展自己人生的人的背後，大力地推動他們前進。舉例來說，當我們想要在芳香療法的世界中工作和生活時，卻被周遭的人質問「這樣的工作真的可以讓你獲得溫飽嗎？」、「你怎麼會懷抱如此愚蠢的夢想呢？」可能會因而感到非常受傷。即便如此，「我想要從事喜歡的工作、想要改變生活的方式，就算感到不安我也想要試著踏出第一步！」在這種時候，百里香應該能夠成為支持我們的強大盟友。

此外，這個香氣在陰陽五行中，和「金」的轉化能量息息相關。「金」的能量也對應到臟器中的肺臟。因為百里香是從作為植物呼吸器官的葉片當中萃取而出的精油，所以也具有調整我們呼吸系統的作用，與此同時，它也會提高「釋放舊有事物以獲得嶄新事物」的效果。

另外，與第六脈輪相關聯的靛藍色，也象徵著我們沒有被周圍所看見、一心認為自己是受害者，

這樣的悲觀情緒。因為百里香能夠給予我們面對這部份的自己的勇氣，因此它可以讓我們透過向前邁進而改變對事物的觀點，並支持我們透過內觀自己而改變自己的生活方式。

推薦的使用方式

因為這支精油具有很強的刺激性，因此務必將它稀釋到1.5%以下的濃度作使用。也請避免使用在小孩子和高齡者的身上。因為它的香氣會刺激心臟，所以也不推薦在極度疲勞的狀況下吸嗅它。我很推薦在想要恢復精神的時候來一場香氛浴，或是在想要重新振作的時候，用低濃度的精油泡澡，來舒緩自己的身心。

拉丁學名：*Helichrysum italicum*

科　　屬：菊科

萃取部位：花朵

永久花
Immortelle

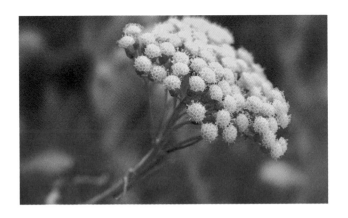

植物簡介

　　帶著金色鮮豔花朵的永久花。在法文和德文中，Immortelle這個詞彙帶著「不死」的含意，據說永久花這個名字就是起源於這個詞彙。永久花又稱「Helichrysum」，在古代希臘文中「太陽」稱為helios，而chrysos則是「黃金」的意思。它還有另外一個名字「everlasting(永遠的光輝）」。據說這是因為永久花具有無論何時都不會褪色的金黃色花朵，便以這個名字為其命名。

　　或許會有人覺得很不可思議，明明第六脈輪的

顏色就是靛藍色，為何會選擇金黃色的花呢？其實靛藍色和金黃色，具有互補色的關係。由於它們位在彼此協同合作的位置上，支持本質中一部分相同的目標，因此，永久花可以就此解釋為第六脈輪的香氣。

身心作用

這個香氣，可以讓使用者的靈魂熠熠生輝，或者是能夠讓人取回自身靈魂的光輝。這個香氣與那些抱持著「我不知道自己究竟為何而活」如此煩惱、無法感受到人生的喜悅、找不到自己生存意義的人，會產生共鳴。

當這些人將永久花的香氣應用於生活中，他們就可以逐漸掌握到自我肯定的感覺、想起自己真正的姿態。

因為同屬於菊科的花朵，所以其和西洋蓍草多少有些相似，它可以為那些習慣對自己施加壓力的人，注入如太陽般的明亮能量，並給予我們能夠面對未來的希望。這可以說是一種能夠重新喚起人們對生命的熱情及願景的香氣。

「透見事物的本質」是第六脈輪的生命課題之一，只要能夠跨越這個課題，我們的生活中就會圍

繞著「我只要保持原樣就可以了」的深刻安全感。只不過，在到達目標之前，我們會經歷各式各樣的體驗、發現許許多多的情緒和感情，直到知道自己究竟是誰為止。

到目前為止所介紹過與第六脈輪共振的三種香氣，都能讓人明確知道自己是喜歡這個香氣，還是討厭這個香氣。當我們對過去不怎麼喜歡的香氣開始感到在意的時候，或許是表示我們對自己內在某部份的覺察越來越深刻，對某些事物有所理解的徵兆。

推薦的使用方式

因為其具有優異的美肌效果，所以很推薦使用在皮膚保養的程序中。此外，如果只使用1滴的話，可以直接使用原液，只要將它塗抹在傷口上，就能夠加速癒合。因為這個香氣可以幫助我們取回靈魂的光輝，所以對於那些需要「靈魂療癒」的人，像是不知道人生樂趣何在的人，或是因為生活中出現令人震驚的事件而感到沉重、無力的人等，都可以使用永久花來療癒。

活化第六脈輪的練習

 放鬆並好好感受「無」的時間

　　試著放空頭腦，好好放鬆一下吧！不要再去思考大大小小的瑣事，請進入「無」的狀態讓頭腦好好休息。當然也很推薦使用冥想的方式，或是走到大自然中，讓自己短暫地放空一下也是相當有效果的。

　　當被生活中的事件弄得天翻地覆，覺得自己看不見事物的本質時，請到可以讓身心釋放壓力、感覺放鬆安心的場所，好好地讓自己休息一下吧！

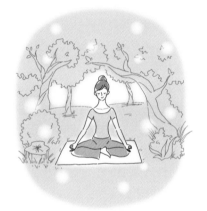

專欄

潛進如靛藍色般的深處，靜待成長的重要時期

　　將脈輪的概念融入生活的醍醐味就是「我們自身是作為宇宙全體的一部份而存在著的」。透過將脈輪實踐在現實之中，我們各自的靈魂會做出決定，慢慢加深在這次的人生旅途中的學習體驗。因為人類的成長是沒有極限的，在對脈輪的概念有所瞭解後，希望大家能夠將之好好地活用在自己的人生當中，以讓自己一直不斷地向上提昇。

　　即使如此，或許在向上提昇之前，不論是誰都會經歷如第六脈輪的靛藍色般，在深深的黑暗當中品嚐著孤獨的時期。在我們破繭而出之前，至今所發生的種種事情、遇到過的人以及各式各樣的感觸，這所有的體驗究竟會成為什麼樣的故事呢？我們必須去覺察在這之中的本質。

　　在這樣的時期中，雖然也會伴隨著辛酸和苦澀，但這一切都是為了讓自己有所成長。可以說，這些人事物都是為了考驗我們自省精神的強度。如果我們從這裡逃跑了，我們的人生就會一直在相同的事件中躊躇不前。

　　對自己而言，這就是所謂的關鍵時刻，當我們想要靜下心來，深刻地面對自己的時候，請一定要試著好好活用香氛和色彩。它們能夠幫助我們去接受那些對自己來說，一定得好好去面對的事件和情感。

　　在這個時候，說不定會讓自己感到怒不可遏，或者是讓自己淚流不止。無論如何，請試著順其自然、好好接受這樣的自己，深深凝視自己的內在吧！當我們意識到在自己身上發生的事情，都是為了讓我們成長而給予我們的禮物時，會有一股巨大的感謝之意在我們內在世界中在蔓延開來。

Part 8
覺醒

精油和第七脈輪

和第七脈輪相呼應的精油

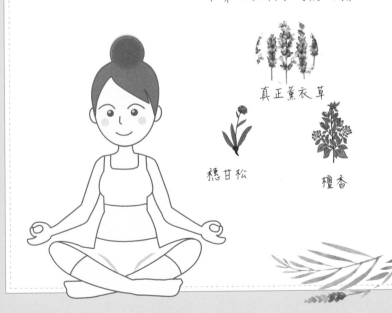

真正薰衣草

穗甘松

檀香

第七脈輪的生命課題

第七脈輪在梵文中稱作「Sahasrara」，其代表著1000片花瓣同時盛開的模樣，帶有「覺醒」的意涵。我認為只要當我們調整好第一到第六脈輪的平衡，第七脈輪的覺醒就會接續發生。說到覺醒，可能會讓人覺得有特別的事件會發生，不過它其實是指，我們會掌握到「作為宇宙的一部分活著的實感」。也可以說，活出真實的自己就是「覺醒」的感覺。

我們是作為宇宙的一部分而存在著，和宇宙萬物連結在一起並共同生活在和諧之中。然後，所有的人為了生存、為了讓自己的靈魂經歷必要的成長過程，會與各式各樣的人互相結識、互相學習。

當我們意識到這些事情，就能夠理解自己至今所經歷過的個人故事中遇到的所有人，以及在這當中所體驗過的種種一切，都是為了讓自己以及周圍的人們得以成長，而來到我們生命中的。當我們打從心底理解了這個道理時，我們的內在彷彿出現了一個湧泉，讓一股感謝的心情由內而外地不斷擴展出去。

與萬物連結在一起代表的是，我們每個人的行動和選擇，一定會對整體造成一定的影響。所以重要的是不要被眼前的利害得失所迷惑，並採取能夠真正幫助自己成長的行動和選擇，來提升和強化自己。因此，模仿他人或是在意周遭的人是如何看待自己，都是沒有意義的。我們在第七脈輪中的重要修習，就是將「

面對自己」這件事貫徹始終，並好好思考那些能夠讓自己真正成長的人事物。

眼前的現實是我們內在的反映

第七脈輪是「開悟的脈輪」。「開悟」本身也帶有「不與他人比較」的意涵。我們眼前所呈現的現實，是我們的內在狀態如實地投射在外在世界的表象。也就是說，自己的內在世界和外在世界應該是沒有差別的。當我們對於自己的現實生活感到不滿和不安時，是表示存在於自己內在當中的不滿和不安映照在外在世界中，反過來說，當我們十分滿足於眼前的世界，並感到相當平和時，意味著自己的內在充滿著和平。我們的現實生活，能夠透過這樣的反思，讓我們理解自己目前的內在狀態。

為此，不管外在的世界如何改變，只要我們的內在沒有改變，現實生活就不會出現任何的變化。換句話說，眼前的現狀就是我們自身的一部份。對家人感到不滿、對生活感到不安、對錢感到擔心、受到指摘等，這些存在於心中的想法與信念，都會在現實生活中被展示出來。這絕不是為了要讓我們窮困潦倒、折磨受苦，而是為了要讓我們意識到自己是多麼地重要，教導我們身而為人應不斷地成長。

當我們從第一脈輪開始回顧，逐一細心地面對每個脈輪後，可以讓我們的心、身體和情緒取得平衡，讓自己得以保持在平靜祥和的狀態中。如此一來，不論眼前發生了什麼樣的事情，我們都能夠覺察到在這個狀況中所要教會我們的事，並理解「啊，正

是因為我的內在呈現這樣的狀態，才會讓這樣的事件發生！」

幫助我們從內而外，散發安穩的頻率

當我們喚醒真實的自己和內在的平和時，說不定會在至今為止的人際關係和工作中，感覺到未曾察覺過的違和感。

「我想要追求屬於自己的人生！」當這樣的想法油然而生，我們會開始思考如何去分辨，對自己而言真正必要的事物和不必要的事物。此外，對於那些無法在相處的過程中幫助彼此成長的人際關係，以及那些單單只是為了讓生活感到安定，但無法讓自己感到其價值所在的工作，或許我們會決定並實際試著去終結這樣的關係和工作。

只不過，比起興奮地說著「自己一定要做些什麼！」勉強自己去改變境況，大多數的變化通常是以相當自然的形式發生的，就像被某種力量所引導一般。

活化了第七脈輪之後，我們會感到十分地安逸，並透過由內而外地散播出這樣的振動頻率，外在的世界也會自然而然地逐漸變成平順安穩的狀態。

在這裡所升起的變化，有的時候是由某些讓我們不得不改變生活方式的重大事件所觸發，或許會伴隨著動搖和震驚的發生，但只要讓心保持著平安喜樂、順應生命的洪流並接受變化的來臨，就結果而言，可以讓人朝向對自己來說更幸福的生活方式邁進。

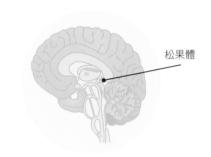

松果體

相對應的內分泌腺
松果體

　　位於大腦的正中間，呈現松果
般形狀的松果體，因為它在形成的
過程中會移動到頭部的前方，並和「第三隻眼」的位置正好重
疊，所以也被視為是和第六脈輪相關的內分泌腺。只不過，在第
六脈輪所介紹的腦下垂體，因為會和松果體協同作用，所以很難
明確地區分出這個脈輪是和腦下垂體相關，還是和松果體相關，
因此，我認為松果體和第六和第七脈輪都有所關聯。

　　在這樣的前提下，我在本書將松果體作為與第七脈輪相關聯
的內分泌腺，詳細地作介紹。

　　「理解自身是宇宙中的一部份」是第七脈輪的課題，這意指
我們作為全體的一部份，能夠在真正平靜祥和的狀態下自然地生
活著。讓我們人類和宇宙的節拍得以聯繫在一起的正是松果體，
所以我認為它是和第七脈輪最有關聯的內分泌腺。

　　松果體雖然是如同一顆玉米粒大小般的小小器官，但它在人
體中所接受的血流量卻只僅次於腎臟，十分大量。其較為人所知
的功能，是褪黑激素的分泌。褪黑激素是能夠影響腦下垂體、甲
狀腺、腎上腺、卵巢和睪丸功能的重要荷爾蒙，可以調控身體的
各個部位。此外，它也是促成早上起床、晚上睡覺這樣自然睡眠

狀態的荷爾蒙。

我們是作為宇宙的一部份而活在這個世界上的。做為證據，我們在活著的期間，體內的節奏會和地球自轉及公轉的運動同步。這又被稱為「生物節律」，而褪黑激素具有能夠調整生物節律的作用。除此之外，也具有抗氧化的作用，在睡眠的期間，能減少細胞氧化的損傷，並提高能夠消除體內活性氧的酵素的作用。因此，它也被稱為能夠抑制身體老化的抗衰老荷爾蒙。它就像是為了支持我們作為宇宙的一部份去生活，讓我們能夠生龍活虎、健康地活著而創造出來的荷爾蒙。

不過近年來，因為飲食生活的變化等，導致松果體的石灰化已蔚為話題。因為只要松果體一石灰化，褪黑激素的生產就會減少，因而擾亂體內的生理時鐘，出現睡眠障礙的情況，據說，這個狀況也會阻礙小朋友的正常發育。當自己在群體之中感到悵然若失、沒有歸屬感的時候，請試著將色彩和香氛運用在生活中，好好照護第七脈輪以及松果體。

能量中心的顏色
Violet 紫羅蘭色

自然界的象徵：夜空、宇宙

「紫羅蘭色」的能量意義：人生的目的和生命課題、療癒、神聖性，稀少價值，特別感

能讓人感到平安喜樂、深沉而平靜的第七脈輪代表色——紫羅蘭色，被視為是夜空和宇宙的象徵色。當我們仰望夜空時，可以看到數不盡的星星廣布其中，而地球也是其中之一。「我們究竟是為何而誕生在這個地球上的呢？」在仰望夜空時，不禁讓人想要思考關於人生的意義。像這種對紫羅蘭色感到在意的時候，或許是因為我們想要面對自己誕生於此的意義和人生課題。

此外，紫羅蘭色在過去是十分稀少的顏色，是被視為只有位高權重的人身上才能妝點的高貴顏色。由此可見，紫羅蘭色也具有高貴、稀少及特別感的象徵。只要我們能夠活化第七脈輪，就可以讓我們理解到，活在這個世界上的所有人都有其存在價值，每一個人都是可以讓彼此互相學習的特別存在，對自己來說

還能培養正面的自尊心。

如果你經常勉強自己「我一定要更加努力!」，或是感到「不知為何，我對於自己活著的這件事一點實感都沒有……」，除了第七脈輪之外，也請試著意識第一和第五脈輪的狀態。

以色彩療法的觀點來看，對紫羅蘭色感到在意的代表意義如下。請務必將瞭解自己的狀態做為目標，細細地去品味以下內容。

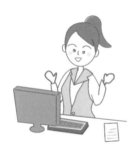

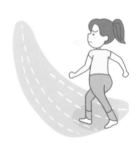

平衡時的狀態

- 不執著於過去和未來，相當重視活在當下這件事
- 心情總是開朗且祥和
- 感覺萬事萬物都連結在一起，而自己是其中的一部份

不平衡時的狀態

- 不知道自己活著的意義和目的
- 感覺自己沒有歸屬
- 對自己的人生感到違和

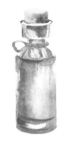

具有紫羅蘭色光波長的精油

真正薰衣草　　穗甘松　　　檀香

　　說到第七脈輪的精油，就會讓人想到帶有紫羅蘭色花朵的薰衣草。紫羅蘭色本身其實含有大量的紅色。因為所有的脈輪都連結在一起，而能量也因而循環流動著，所以和紅色互相共鳴的第一脈輪的能量是非常重要的。而這也體現了「**當我們越是努力地調整第一脈輪並確實接地的話，便越能夠提高第七脈輪的精神性**」的這則真理。

　　確實，我自己愛用的義大利雅格綠翠※產的薰衣草，是蒸餾薰衣草的根部到花朵而來的香氣，對於統合第一到第七脈輪，它可以給予我們完美的支援。

　　其他像是檀香、乳香和欖香脂等，能夠讓人感受到神聖性的香氣也會和第七脈輪有所共鳴。作為代表第七脈輪的香氣，我接下來要詳細介紹真正薰衣草、穗甘松和檀香這三種精油。

※雅格綠翠**AGRONATURA**…位於義大利北部皮埃蒙特州的農場。據說其採用的是魯道夫・史坦納所提倡的生物動力自然農法（史坦納農法），實踐配合天體運動的有機農法，是具有世界第一規模的農場。

拉丁學名：*Lavandula angustifolia*
科　　屬：唇形科
萃取部位：全株

真正薰衣草
Lavender alpine

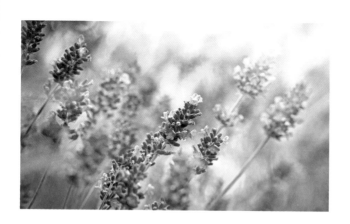

植物簡介

　　與第七脈輪相關聯的色彩是紫羅蘭色。恰好薰衣草的花穗也是呈現這個顏色。在色彩療法的世界中，紫羅蘭色被視為是宇宙的象徵色。

身心作用

　　薰衣草精油的功能中最有特色的，是透過調整大腦的平衡來調整一個人全身的平衡以及「生物節律」。

　　請不要忘記我們是作為宇宙的一部分而活在

這世上的，據說我們的身體會保持與宇宙相同的節奏。一般被稱為生物節律，睡眠時的腦波、心跳、呼吸和女性的月經週期等都屬於生物節律。

我們在放鬆時的心跳數，一分鐘大約是60下。這與一分鐘有六十秒這樣的節奏是相同的。長壽的象龜，其心搏跳得非常慢，而壽命短暫的天竺鼠，其心搏非常快。此外，據說不管是什麼樣的生物，當固定的脈搏數跳完之後，這一生也會隨之終結。

這樣的生物節律，被認為是為了讓我們能夠與宇宙互相調和而存在的設計。我們有可能會因為日復一日出現的不安和焦慮等壓力狀況，而感到心情混亂不平靜。薰衣草對於因之而起的症狀，像是節律性睡眠障礙、壓力性的心搏過速、過度呼吸和月經週期混亂等的改善相當有助益。

此外，不只是身體的節律，薰衣草也能調節心靈、思考和意識的節奏，因此，它的香氣會引導我們，讓我們能夠以自己的步調過生活。當我們在心中感覺到焦慮情緒，或是明明就有必須要做的事，卻提不起幹勁時，這些感覺與自己平時的步調不一樣的時候，請務必試著將薰衣草的香氛應用在生活當中。

讓我們在現實世界中以崇高的意識過生活的香氣

薰衣草有許許多多的種類，在這之中，真正薰衣草生長在海拔較高的山岳地帶中。因為我在學苑中所使用的，是從生長在大自然中的野生薰衣草萃取而來的精油，所以能夠讓人感受到活在真正如實的自然狀態中的能量。

此外，比起普通栽植的薰衣草，真正薰衣草在澄澈思緒的能力上更為強勁。它讓我們能夠感受到崇高的意識。作為高山植物的特徵，它能夠承受強烈的紫外線（太陽光）並吸收大量的光，我相當推薦這個香氣給那些過著靈性生活的人。

近年，「靈性」這個詞彙，已經融入在我們的日常生活當中，過靈性的生活，究竟是什麼樣的情形呢？儘管聽起來相當矛盾，但它意味著極其現實地生活在這個社會中。即認真活在眼前這個稱為「現在」的瞬間。只要吸嗅真正薰衣草的香氣，就能夠輕易地理解這種感覺。

基本上，一個認真生活的人並不會讓人感覺嚴肅。認真的人往往是一心一意的，蘊含在這之中的就是「無」。第七脈輪如同一起盛開的1000片花瓣，又被稱為覺醒的脈輪，只要活化這個脈輪，就能夠讓人獲得一種豁然開朗的感覺。這應該很接近於重視被稱為現在的這個瞬間、輕快地過生活的感覺。

　　只要好好調整第一到第六脈輪的狀態，第七脈輪就會自然而然地活化。第六脈輪的人生課題，是理解眼前所發生的事件，全部都是為了讓自己成長而來到我們生命當中。只要能夠意識這樣的本質，我們就能夠掌握到，不管在現實生活中遇到什麼樣的狀況，這些體驗都是為了讓自己成長茁壯、變得更加幸福的寶物。

　　此外，要活化第六脈輪，一定得先好好鞏固在第三脈輪中所學習到的「個體」部份。為了調整第三脈輪，我建議有意識地去練習笑這個動作，我察覺到經常微笑的人，第七脈輪會活化得比較快。這樣的人就算遇到困難，也會滿臉笑容地說「一定會有辦法的，沒有問題!!」驅散大家的恐懼，這也許是因為對宇宙的絕對信任也是第七脈輪的學習主題之一。

推薦的使用方式

　　不論是按摩、肌膚保養，還是精油浴，都可以輕鬆讓人享受薰衣草精油。我相當推薦在晚上睡覺的時候，取一滴精油在手上，然後用雙手將精油搓熱後來按摩頭部。這能夠幫助我們進入深層的睡眠，讓我們在隔天早上帶著舒暢的心情迎接新的一天。

拉丁學名：*Nardostachys jatamansi*	穗甘松
科　　屬：敗醬科	*Spikenard*
萃取部位：根莖	

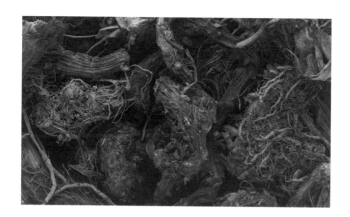

植物簡介

　　穗甘松在日文中稱作甘松，在英文中還有nard和nardin等稱呼方式。據說它被稱為「精油之后」乍聽之下，或許有些人會覺得「這難道不是指玫瑰嗎？」確實這很容易和玫瑰的稱號「花中之后」搞混。順帶一提，茉莉被稱為「花中之王」。

　　此外，穗甘松也是在聖經中記載到的那有名的「哪噠香膏」。耶穌基督在最後的晚餐之後，抹大拉的馬利亞塗抹在耶穌腳上的就是穗甘松的香氣。當時因為哪噠香膏的價格非凡，後來成為叛徒的猶

大曾經指責過馬利亞「何需這樣枉費如此昂貴的香膏呢?」而耶穌則原諒了馬利亞,說「由她吧!為什麼難為她呢?她在我身上做的是一件美事。」也就是說,這個香氣是與「原諒」有密切相關的香氣。

身心作用

一般而言,我們使用精油多是為了讓我們能夠覺察到「現在」這個瞬間,或是讓我們能夠在未來發現「希望」,但唯有穗甘松是透過讓我們回顧「過去」,鼓勵我們全然地接受自己曾經生活過的道路,對自己的過去表示「YES」。

透過這個香氣,我們得以理解「YES」這一詞的深層涵義。至今為止,我使用芳香療法為許多人作過治療,那些回顧自己的人生後,懷疑「我這樣過人生真的好嗎?」以及對自己至今為止在人生旅途上的選擇感到迷惘的人,幾乎100%都會選擇穗甘松,並希望在療程中單單使用穗甘松的香氣就好。

然後,他們必定會說「我覺得自己至今的人生旅途真的過得很好」。也就是說,他們對自己的人生表示了「YES」,並將這樣的確信感帶了回家。「YES」這個詞彙,代表著我們肯定了一切,也接受了一切。這也可以說是,對努力活到現在的自己表示寬恕。

穗甘松被稱為「精油之后」，或許是因為它提高了我們的包容力，讓我們能夠勇敢地接受至今為止在人生中所經歷的一切。此外，當我們向下扎根的程度越深，能夠理解的意識水平也就越高，因為穗甘松是從根部萃取而來，所以它的香氣也能夠喚醒我們這部份的體驗。

　　當我們越是腳踏實地過生活，我們越能臨近意識的覺醒，所以也有人說，穗甘松是能夠聯繫起第一和第七脈輪的香氣。這個香氣能夠促使我們去自我省思，並從中產生自我接納和自我信任的感覺。我相當推薦這個香氣給那些希望完全接受自己至今為止的生命歷程，並有個後盾支持自己向著下一個人生階段邁進的人。

推薦的使用方式

　　若是將它使用在療程中，我們的精神狀態會進入很深的平靜祥和中，十分適合那些每天都感到煩惱迷惘、無法休息的人。此外，它也很適用在頭部按摩上。只不過，其獨特的香氣會縈蘊相當長的一段時間。又因為這是個喜歡的人很喜歡，討厭的人會很討厭的香氣，所以使用時，需要慎選場所和環境。

檀香
Sandalwood

拉丁學名：*Santalum album*

科　屬：檀香科

萃取部位：木心

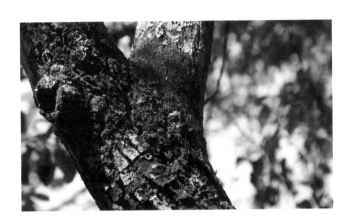

植物簡介

　　從木幹的中心部份（木心）萃取而來的檀香精油。其香氣也被稱為「內在旅程(Inner Journey)」，具有讓人能夠自由自在地遨遊於自己內在之中的作用。

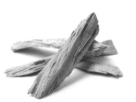

身心作用

　　這個香氣可以讓我們感到自己的內在滿溢著平靜祥和，讓我們知道「我只要像現在這樣就可以

了」。作為印度的代表性樹木，在最古老的文獻中似乎還殘存著「檀香樹是如王者般的美好香氣」的記載敘述。

此外，檀香樹本身十分嬌貴，相當女性化。它也是可以提昇女性特質的香氣之一。若以陰陽來區分的話，其帶有的是陰的特質，所以相當推薦給對人生感到焦慮、總是過分控制自己，認為每件事都要親力親為的人使用。它可以幫助我們建立自我的核心價值，給予我們「我只要以自己的步調過生活就好了」、「重要的是好好鞏固自己的內在，而不是一味地追求外在的價值」等感受與想法。當我們的神經開始失調，或是因為焦慮和不安而變得緊張兮兮時，它都能夠幫助我們恢復平靜。

覺察生活中的教誨，讓靈魂成長的香氣

因為檀香是從樹幹的中心部位萃取而出的精油，當我們想要找到自己的核心價值、重新回到自己的根本時，使用檀香精油能夠讓我們得到如何展現自己本來的應有之姿的提示。當我們感到被別人呼來喚去、忙碌不已、找不到自己所作之事的意義時，可以使用檀香精油，讓心情慢慢地沉靜下來。

「過於忙碌」這樣的狀況必定隱藏著某些意義。忙碌到迷失了自己這件事，究竟帶有什麼樣的意義呢？——如果只是想著「因為太過忙碌了，所以我打

算減少工作」，是無法脫離這樣的狀況的，請試著重新將焦點放在「為何我會讓自己陷入這樣的局面當中呢?」透過像這樣子去意識，將自己放在中心，我們可以得到很深很深的覺察。

所謂以自己為中心去思考每一件事、以自己為中心過生活，其實是非常重要的一件事。但如今，活在周遭人所給予自己的事物中，已經成為了主流。為此，當我們遇到事情的時候，就很容易陷入受害者思維中「都是那個人不好」、「這個社會真糟糕」、「為何只有我會遭遇這樣的事情呢?」等，總是習慣將責任推卸給外在的世界。

持續以這樣的方式過生活的話，不管經過多久，我們最終還是會吸引同樣的事件到我們的生活當中。反之，我們必須抱持著「我們的現實生活是由自己的內在所創造出來」的意識，覺察到「為了改變這樣的現實，我自己也必須負起責任」，不僅可以讓我們的靈魂成長，也是之後的生活中不可或缺的思維。

🌿

推薦的使用方式

因為檀香是可以讓心深度鎮靜的香氣，所以很適合使用在冥想的時候。此外，因為其對修復老化肌有優越的效果，所以當感覺肌膚衰弱沒有彈性時，很推薦使用它來作肌膚保養。我們也可以透過香氛浴來享受這支精油的香氣，但是因應檀香樹產量的不斷減少，其價格正逐年高漲，所以在使用上或許會覺得有點拘謹也說不一定。若在調配香水的時候，將它作為基調使用，便能夠調配出如女性般、沉著平靜的香氣。

活化第七脈輪的練習

① 攝取可以活化松果體的食物

請積極地攝取含有硼和矽等礦物質，以及含有能夠提高礦物質吸收率的檸檬酸的食物吧!

- 硼→大豆、乾香菇、海帶、蘋果、菠菜等
- 矽→綠豆、玄米、海帶、菠菜、精白米、全麥穀物等
- 檸檬酸→檸檬、萊姆、梅干、草莓、奇異果、馬鈴薯等

② 在晚上避開LED燈的光

要是我們到很晚的時候還在使用智慧型手機和電腦等設備，就會抑制松果體分泌褪黑激素，打亂自身的生物節律。在現代的生活中，很難完全地避開LED燈，因此，當感覺自己的生物節律亂掉的時候，請試著減少在夜晚看智慧型手機和電腦的時間，稍事休息。

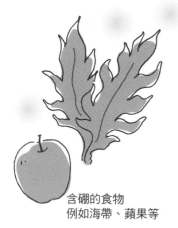

含硼的食物
例如海帶、蘋果等

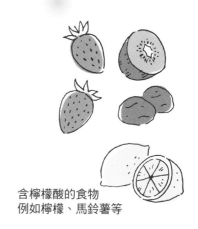

含檸檬酸的食物
例如檸檬、馬鈴薯等

③ 與大自然的能量作接觸

海水本身有很高的淨化作用，海邊的空氣也具有淨化身心的力量。當我們無法到海邊的時候，也可以在公園等充滿綠色的場所，好好地感受太陽的光、新鮮的空氣以及大地的能量。「我忙到連去公園的時間也沒有！」對於這樣的人，請試著透過精油好好感受植物的能量吧！我們可以讓喜歡的香氣縈蘊在空氣中並深呼吸放鬆，或是悠閒地泡在精油浴中放鬆，請試著讓頭腦休息、創造屬於「無」的時間。

④ 體驗身處黑暗的感受

我相當推薦，到大自然中露營。試著在入夜之後熄燈並感受夜晚的黑暗。儘管在都市生活中相當難以體驗全黑的環境，但是好好地去感受沒有光的世界，對松果體來說可是極佳的照護方式。請務必試試看靜下心來、融入大自然的黑暗之中，好好品嚐與大自然成為一體的感覺。另外，也很推薦沐浴在月亮的能量中，進行「月光浴」。

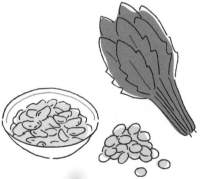

含矽的食物
例如菠菜、綠豆、玄米等

專欄

何謂第七脈輪所指稱的覺醒？

　　第七脈輪又稱為覺醒的脈輪。說到覺醒，或許會讓人突然有種脫離現實般的感覺，但覺醒的意涵其實並不難理解。

- 第一脈輪：對於生存之事，懷抱著無條件的安全感
- 第二脈輪：在與他人的相處過程中，瞭解自己是作為一個個體存在著
- 第三脈輪：向外界展現出在這個世界中自己只有一個的價值
- 第四脈輪：帶著已然確立的自我，用心與他人作交流、共同成長
- 第五脈輪：相信自己，由心表現出真誠的自己
- 第六脈輪：理解眼前所出現的事件的本質，放下批判性的思考

　　只要遵循著各個脈輪的教誨，一步一步地前進，就能夠自然而然地活化第七脈輪。我們會發現，自己就像花一般地輕柔，肩膀上毫無壓力，展現出最自然的「我」。這可以說是十分輕盈、帶著解放感的能量狀態。所謂的覺醒，或許就是能夠自然而然地展露笑靨、洋溢出幸福的感覺呢！

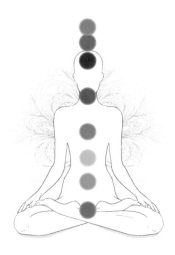

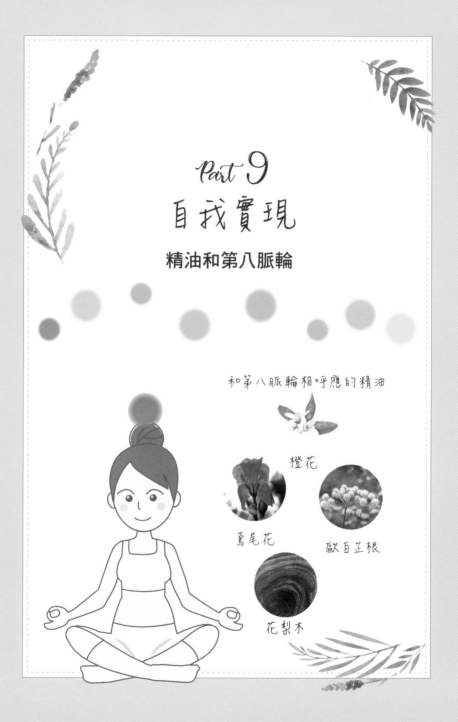

Part 9
自我實現
精油和第八脈輪

和第八脈輪相呼應的精油

橙花

鳶尾花

歐白芷根

花梨木

第八脈輪的生命課題

第八脈輪通常又稱靈魂之星。靈魂之星被認為是記錄著每個人主要誕生目的的靈魂情報處。因此，只要活化這個脈輪，我們就能夠開始與宇宙產生共鳴，並按照靈魂的生命藍圖，活出自我存在的價值。

由此可知，**第八脈輪也可以說是，為了讓我們發揮自己與生俱來的個性和潛能以度過充實人生的「自我實現」脈輪**。藉由學習第一到第七脈輪，我們可以抓住「原來這就是我呀!」的感覺，在社會群體中活用我們的個性或才能，再一次活出自己原本的樣貌。以這樣的印象去掌握第八脈輪應該會比較容易理解吧!

不斷進化的脈輪系統

音譜的世界是以「DO,RE,MI,FA,SO,LA,SI」這七個音階為一組，接下去的第8個音高，又從「DO」開始，向上提高一個音階。第八脈輪和第8音高的「DO」擔任著相同的職責，它代表著更高一層的意識層面，讓我們能夠帶著高層次的意識，一邊安然生活在現實中。

只不過，因為一般只會提及第一到第七脈輪，或許有人是第一次聽到第八脈輪也說不一定。事實上，我們所能察覺到的脈輪世界正持續地在進化，現在已經有提及到第十三脈輪為止的相關論述(也有人說，第八脈輪其實等同於第十一脈輪)。這麼說來，

或許是因為我們的感知能力正在逐漸地提高中呢!

　　創造脈輪概念的古印度人和現代人相比,其壽命較短,或許只有在有限的人生中反覆進行嚴厲修行、達到開悟境界的人才能夠感覺到脈輪的存在吧!但現在的時代,醫療十分發達,日本人的平均壽命已達84歲。生活機能更是古印度時代無法相比的便利舒適。可以自由地去想去的國家旅遊,網路的普及也讓我們能夠輕易得到世界各國的資訊。脈輪概念創生之後,我們仍不斷地進化,對出生在這個豐足富裕時代的我們而言,第八脈輪到底蘊含著怎樣的課題呢?

　　它讓我們在現實中體驗到,如何「根據靈魂的生命藍圖過生活」,蘊含著「真實地活在當下」的意義。

超越個體,與社會連結

　　此外,第八脈輪的所在之處,是位於頭頂上方約15公分高的位置。與一般人所認知的「天使之環」的印象互相重合。天使之環意味著崇高的靈魂,是一個人身後的光暈和能量體被描繪出來的表現。與第一到第七脈輪有個很大的區別,那就是第八脈輪的所在位置離開了身體,也就是說,這是超越「個體」的領域。第一到第七脈輪的生命課題都圍繞在個人的生活之中,但第八脈輪可以說是超越自我和個體,與「社會」連結的脈輪。

　　雖然主流的想法認為所謂的天使是想像出來的,但它的意涵中也包含著理解上天所降下的使命,並將之體現在人間的人。從這個角度去思考的話,你是否也發現了,在現實社會中有許多的

天使存在著呢！被稱為「白衣天使」的護理師，應該可以說是最具代表性的族群了吧！

更甚者，因為第八脈輪是超越「個體」的領域，與「社會」連結在一起的脈輪。在現實社會中，我們活得多像自己，就能夠做出多少的社會貢獻，並讓自己在現實社會中感到更加的幸福。不斷地重覆這樣的循環，就能夠逐漸提高整個世界的能量，而這正是我們要從第八脈輪中所學習的課題。

為此，我們所需的並不是賺得多少錢，或是獲得多麼厲害的頭銜，而是認為自己是打從內心感受到開心。在現實世界中表現自己並作出行動是相當重要的一件事，透過親自去實踐，我們可以自然而然地提昇自身的能量。

當我們試著去改變自己的內在，眼前的外在世界也會產生變化

此外，當我們越是提高自己身體的能力，就能夠讓自己對事物的感知能力變得更加敏銳，在日常生活中所獲得的靈性覺察也會隨之增加。品嚐這些覺察並將之內化成自己的一部份，就能夠活得越來越自在、越像真正的自己。這樣的**覺察循環也是此脈輪的重要課題**。要是將「8」這個數字橫倒的話，就會變成代表無限大（∞）的符號。而這也正好蘊含了循環的意思。

好好地照顧自己並愛自己，體現自己真正想要走的人生旅程。然後讓這樣的充實感向周圍散佈開來。只要我們抱持著「我要改變至今為止的生活方式」的想法，即使外在世界沒有任何的改變，我們從中獲得的覺察深度和內容仍會逐漸產生變化。

　　說到改變生活方式的話，「換工作的話是否會比較好呢？」「我是否還會遇到其他的人，而不是只能選擇現在的伴侶呢？」等，應該有不少人會感到不安，覺得一定要在外在生活中進行一些改變。但可能又會憶起自己什麼都改變不了的無力感受，最終只能呆若木雞，認為「我沒有辦法活出自己的人生」。

　　不過，我們並不需要有所不安。即使外在的世界毫無改變，只要我們加深對自己的覺察，就算我們不換工作，伴侶也是同一個人，我們只要從自己的想法開始，認為這樣的世界也充滿樂趣就好了。

　　只要自己的能量狀態開始改變，眼前的現實生活也會自然而然地發生變化。因此，不要一開始就試著改變自己的外在世界，輕鬆愉快地逐漸改變內在的狀態才是首要關鍵。轉化過後的內在能量會自然向外流出，讓眼前的世界也發生相對應的變化。

　　透過重新檢視自己的內在狀態，我們無論何時都能夠重新創造自己所期望的現實。就讓我們像玩遊戲般，好好地享受生活在這個地球上的時間吧！

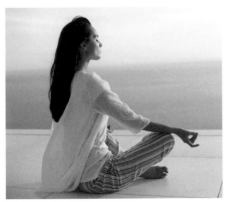
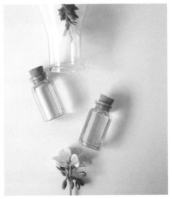

能量中心的顏色
Magenta 洋紅色

自然界的象徵：成熟的果實、血脈
「洋紅色」的能量意義：成熟、豐收、同理心、奉獻、天職

　　代表第八脈輪的洋紅色，又稱紫紅色。在第七脈輪的紫色能量中加入第一脈輪的紅色能量，即是第八脈輪的洋紅色。當我們學習了第七脈輪的課題，覺醒為「真實的我」之後，我們會再一次地從全新的地點開始啟航。第八脈輪讓我們不單只會空想，它會驅使我們去行動，讓我們得以「自我實現」。

　　再者，第八脈輪的能量中心位在身體之外，因此它被認為是凌駕「我」的「個體性」，是和世界萬物連結在一起的「社會性」能量中心。

　　因其位置離開肉體，所以第八脈輪並不會對任何內分泌器官產生作用。只是，因為第八脈輪是和我們的能量體有所關聯的脈輪，因此它具有調整包含肉體在內的所有能量體的職責。

療癒、為社會貢獻的顏色

洋紅色的療癒能力十分出色，對於提升細胞整體活性、恢復身心的疲勞具有莫大的作用。因此它被稱為是「最適合用於治療的顏色」。

不知道大家是否知道，最近在護理師中有些人是穿著洋紅色的制服？雖然這是十分引人注目的顏色，但相當不可思議的是，在醫院裡面看到這個顏色的時候，心會不自覺地變得平靜祥和。這應該是因為從事護理師工作之人的振動頻率，也和第八脈輪連結在一起。第八脈輪讓我們得以在理解了自己的天命之後，一邊將之運用在地上的生活，一邊為人服務、對社會作出貢獻。它讓我們能夠感受到這樣的能量脈動。

所謂的服務，決不是由賺錢方式的好壞及知名度來衡量的。因為洋紅色具有很強的紅色色澤，它能夠強化我們的行動力，讓我們能夠使用自己的「肉身」，去執行靈魂本身真正想要做的事和願望。或許就是因為這樣，具有活躍的第八脈輪的人，似乎多是從事護理師、看護人員、療癒師等，透過自己的肉體去幫助別人的職業。

另一方面，這個顏色並不是可以讓人明確斷言說喜歡或不喜歡的顏色。已經知道自己的使命的人可能會喜歡它，但那些不喜歡這個顏色的人，其感想通常是「太暗」、「沉重」、「老年人的顏色」等。

在色彩療法的課堂上，我一說到「洋紅色可是代表著，我們

有在工作上或是社會中有展現出自己應盡職責的顏色」時,有些覺得自己並沒有對社會作出貢獻的人便心想「啊……這或許就是我討厭這個顏色的原因吧」。

做自己喜歡的事,也是一種社會貢獻

「所謂的社會貢獻,是將自己發自內心想做的事情和社會連結,並於從中所產生的正向循環中生活。」舉例來說,當喜歡享受美食的人出現「我想要吃美味的食物!」的想法時,他便會為此去尋找符合的店家。而這樣的行為會支持那些想要製作美味料理的人們。說不定那些熱衷於製作美味料理的人,為了讓客人能夠從享受美食中獲得更多的喜悅,會去尋找對身體更友善的食材來製作料理。於是這樣的想法和行動,又會接續地支持以地球友善農法來栽種農作物的農民們。

由此可見,當我們實現了靈魂本身的價值,一定能夠讓這股幫助社會不斷向上的動力持續循環流動。尋找能夠讓自己感到幸福快樂的工作,不是為了幫助他人而侷限自己的心之所向,只要能夠將那樣幸福快樂的自己,率直地在社會中展現出來就可以了。

「不要將社會貢獻想得太困難,只要能夠從事自己由衷感到快樂的事情就好。因為這就是能夠將服務社會和享受人生結合在一起的秘訣」當我這樣告訴學生之後,不少人讚嘆道「咦……這個顏色怎麼變得如此美麗!和剛剛所見的完全不同呢!」

儘管相當不可思議,像顏色或香味這般透過身體感覺所接收

的訊息，在經過自身意識的認知過濾之後，會產生完全相異的感受。透過上述的例子可以理解，我們對於外在世界的感知方式是受到內在意識所影響的。

　　以色彩療法的觀點來看，對洋紅色感到在意的代表意義如下。請務必將瞭解自己的狀態做為目標，細細地去品味以下內容。

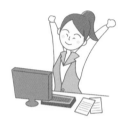 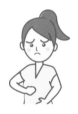

平衡時的狀態

- 充實地活出自己的人生
- 對於生活中的瑣碎小事也充滿感謝的心情
- 從事自己喜歡的工作來對社會做出貢獻。而且想要持續下去

不平衡時的狀態

- 過於犧牲自己，成就他人
- 只意識到眼前的事情
- 變得固執，聽不進他人的想法或意見

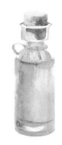

具有洋紅色光波長的精油

橙花　　鳶尾花　　歐白芷根　　花梨木

第八脈輪的人生主題是：將統整第一到第七脈輪後的「我」的才能，充分發揮在現實社會中。

其代表顏色是混和第七脈輪的紫色和第一脈輪的紅色而成的洋紅色。和這個顏色互相呼應的代表香氣為花梨木，洋紅色的木幹為花梨木的一大特徵。此外，雪松和花梨木一樣，對應著第八脈輪的能量，它們的香氣在我們統整第一脈輪到第七脈輪的能量時，能夠帶給我們被支持與協助的感受。

除此之外，和第八脈輪相呼應的精油還有橙花、鳶尾花以及歐白芷根，透過這些蘊含著神聖性、個性鮮明的香氣，可以讓我們具有使命目的的靈魂更加提升。

接下來，我要詳細介紹作為第八脈輪代表精油的橙花、鳶尾花、歐白芷根，以及花梨木四種精油。

橙花
Neroli

拉丁學名：*Citrus aurantium*
科　　屬：芸香科
萃取部位：花

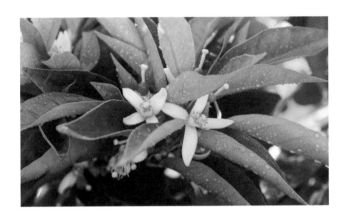

植物簡介

　　說到代表第八脈輪的香氣，就會讓人想到橙花。
這個香氣在20年前左右，大部分的書上都會寫「因
為其氣味十分地細膩，所以不管是誰都會喜歡這個香
氣」，不過最近大家對香氣的看法已逐漸地發生變
化。以前相對受大眾所接受的橙花，近年來常喜歡橙
花味道的人，以及因其濃烈氣味而感到頭痛欲裂的
人，大約各佔一半。

　　過去在講述脈輪時，大多只會提第一到第七脈
輪，最近才開始有比較多的人知道第八脈輪的存在。
我認為，這是因為人們的意識已經開始轉向如何在這

個社會中好好發揮自己的天賦才能所致。

身心作用

在這樣的時代潮流下，橙花的香氣能夠提高我們的靈性，並支援我們「想要以這種方式過生活！」的熱情。反過來說，對於那些「我不知道自己的存在意義」、「我不知道要如何對社會做出貢獻」的人來說，這個香氣說不定就會讓他們感到不舒服。

我們活著，並非是為了他人，我們是為了讓自己幸福而誕生的。因此，首先就是要去做能夠讓自己變得幸福的事情，並一定要好好滿足自身的需求。「我想要大啖美食」、「我想要享受時尚」、「我想要尋訪許許多多的國家」等，靈魂決定去體驗的事情，真的千差萬別。因此，**我們才要遵循從自己內在所傳來的聲音，去體驗自己所期望並想要嘗試的事物。而這樣的事情是和社會貢獻緊密相連的。**

對於橙花的香氣感到棘手的人，往往都會抱持著「我的生活方式對社會一點貢獻也沒有，也不知道自己究竟要如何過生活。說不定這就是我一聞到橙花的氣味就頭痛的原因……」如此負面的看法。

不過，當我一說完「去做讓自己變得幸福的事情，並好好滿足自身的需求，就能夠在社會中創造出正向的循環」，他們就會心想「啊啊……原來這樣就可以了啊！」，並因而感到安心。此外，通常在這之後，

當這些人再度吸嗅橙花的香氣時，「橙花的香氣竟然變得和之前的不一樣了，它現在讓我的心情感到非常舒暢呢！」都會發生如此這般不可思議的現象。也就是說，透過改變對事物的理解和意識，我們就能夠改變自己所感知的世界呢！

推薦的使用方式

因為橙花的香氣可以讓我們振奮精神，當我們想要轉換到工作模式、提高自己的專注力的時候，很適合吸嗅橙花的香氣。將它添加到複方香水，可以為成品營造出芬芳馥郁、令人印象深刻的華麗氛圍。因為其美肌的效果也十分優異，所以也很推薦將橙花精油使用在肌膚保養上。

拉丁學名：*Iris pallida*、*Iris germanica*、*Iris florentina*
科　　屬：鳶尾科
萃取部位：根莖

鳶尾花

Iris

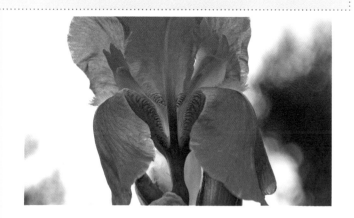

植物簡介

　　因為其香氣十分地馥郁芬芳，因此有不少人會問「這難道不是花朵的香氣嗎？」但鳶尾花精油的香氣其實是從其鱗莖萃取而來的。鳶尾花在日本也被稱為菖蒲，雖然紫色是最常見到的顏色，但實際上其花朵有各式各樣的顏色，彷如彩虹一般，所以才會被賦予了「Iris」這個名字。

　　這個詞彙源自於希臘神話中所登場的彩虹的女神「伊麗絲」，伊麗絲最常見的形象是一位帶有雙翅的少女。她會在雨後天晴時，在天空中架起一道

彩虹，而這道彩虹被視為是將天與地連接起來的一座架橋。此外，帶有翅膀的伊麗絲被認為是連接眾神與人類的信使，負責將眾神的訊息傳遞到人間。

身心作用

因為其象徵的彩虹，能夠將天與地連結起來，所以藉由這個香氣，我們能夠回想起自身靈魂所決定的使命。這個使命並不特別。對你而言，讓你憶起「我在做這件事的時候感到很開心」、「只要做這件事，我就會感到非常滿足」如此感覺的時候，你正在做些什麼呢？

對我來說，這件事就是芳香療法。因為我的身形和手都比較小，並不是適合做芳療師的體格。在剛成為芳療師的時候，同行都會對我嗤之以鼻「身高這麼矮的人，真的能夠為其他人做治療嗎？」，而我也因此覺得十分委屈和後悔。即便如此，在持續為他人施行芳香療法的過程中，我感到相當快樂，所以我並沒有停下腳步。

如果在那個時候，我隨波逐流地評斷自己「我的身高又不高，手也這麼小，果然還是不適合做一位芳療師吧！」而放棄了自己想做的事情的話，應該就不會有現在的我了。不論周圍的人怎麼想，「

我喜歡芳香療法！」的這個想法會不斷的激勵我，
只要還有客人想要接受治療，我就會持續做下去。
我感覺我自己是透過這樣的經驗，去意識到自己的
使命究竟為何。

　　如果有某些事情能夠讓你的內在雀躍不已、讓
自己感覺到「好喜歡！」時，請不要擔心周圍的人
的聲音，也不要與他人比較，請坦率地將手伸向自
己真心所追求的事物吧！

　　就算我們有想要做的事，有些人也會不斷舉
出「因為沒有錢所以我做不到」、「因為我沒有時
間」、「因為家人不會給我好臉色看」等藉口，最

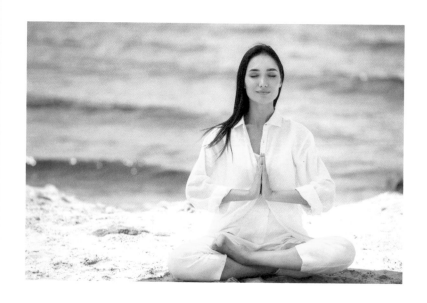

終一點行動也沒有。但我認為，自己真心想要做的事情，是就算沒有錢、沒有時間，不管被誰說了什麼，也還是會拚了命想要去做的事情。

如果我們一直說「就算現在我不能做這件事，但總有一天我一定會去做的……」，說不定轉眼間就過了10年、20年。如果我們能夠毅然決然地依循心的指引「無論如何，我就是想要做這件事！」，偶爾試著遵循自己的意志奮勇前進的話又會如何呢？

此外，因為鳶尾花精油是從鱗莖中萃取而出的精油，所以強勁的接地能力也是其一大特徵。與此同時，它也能夠提高我們在感覺上的覺察能力，據說能夠賦予我們透見靈魂伴侶的力量。

推薦的使用方式

因為濃度100%的鳶尾花純精油價格十分昂貴，所以如果只是單純要享受其香氣的話，只要使用稀釋到1%的市售調和油就足夠了。就算我只是在按摩等場合中少量使用調和油，也能夠立刻感受到四溢的香氣，所以相當推薦大家在出門前，將它作為香水塗抹在耳背和手腕上。

拉丁學名：*Angelica archangelica*
科　　屬：繖形科
萃取部位：根莖

歐白芷根
Angelica

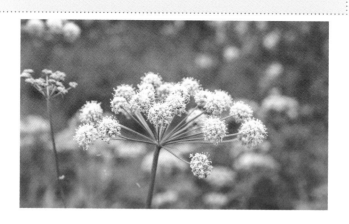

植物簡介

　　歐白芷根又有天使草、聖靈根草(Holy Spirit Root）等別名，據說是和引領天使界的大天使麥可有所連結的香氣。傳說有位修士被天使託夢「天使對我說『這個藥草具有很厲害的藥效』」，並用歐白芷根治癒了許多人。

　　因為麥可一般是男性性別的形象，在繪畫中也幾乎都是被描繪成男性。此外，祂一定會配戴著劍，並多以擊敗撒旦的英勇之姿被呈現在畫作上。這裡的撒旦所代表的，是潛藏在我們內在當中的不

安和恐懼。因此，歐白芷根也被稱為「不安與力量
的精油」，可以給予我們力量，戰勝自身內在當中
的不安，被視為是能夠提高自我信任感的香氣。

身心作用

賦予疲憊身心正面力量的香氣

　　歐白芷根又有西洋當歸這一個稱呼。說到當
歸，就會讓人想到中藥裡面相當有名，且藥效極佳
的當歸芍藥散。而其精油當然也具有能夠改善神經
疲勞、溫熱身體的力量。

　　「雖然很辛苦，但我還是想要做這件事！」因
為這個香氣能夠為一心一意埋頭於自己所愛之事上
的人加油打氣，在我們感覺到「雖然很累，但我現
在還不想休息」的時候，歐白芷根能夠給予我們十
分強勁的支援。不只在感受到自己的內心想要再加
把勁時，在我們身心的疲勞都顯露出來之時使用歐
白芷根，也是相當不錯的。

　　因為其萃取部位是根部，所以有十足的接地能
力，它具有能夠消除我們內在恐懼和迷惘的力量。因
此，它也是個會讓人愛憎分明的香氣。當不知道自己
將來究竟想要做什麼的人吸嗅了這個香氣，就會出現
「所以，你到底想要怎麼樣？」這種像是被責備般的
心情，反過來說，對抱持著「我想要這麼做！」的想法

的人來說，這個香氣會讓他們感覺到，自己彷彿擁有一個強而有力的靠山在支持著自己。

就算有被責備的感受，也請不要感到沮喪。你的內在當中一定也存在著「我想要這樣做！」的想法，只是你現在還沒有注意到而已。為了找到心之所向，請務必試著將本書中所介紹的色彩和香氛運用在生活當中。能夠讓你在心中大喊「就是這個！」的色彩和香氛，應該可以給予現在的你最好的支持。

就我們所知，從大量沐浴在太陽光之下的柑橘類水果所萃取而出的精油，大多具有光毒性，但從根採集而來的歐白芷根精油竟然也一樣具有光毒性。為何從根萃取而出的精油會具有光毒性呢？這真的相當不可思議。

歐白芷根竟然具有這麼強大的力量，就連位於地底下的部位，具有如此強的集光性。從這樣的性質中可知，它相當適合那些，即使身處在不安和恐懼之中，卻仍然渴望在內在中找到希望的人。

推薦的使用方式

歐白芷根可以作為照護全身的滋補強身劑使用，所以很推薦在按摩中使用它。如果處在極度疲憊狀態下的人使用它，能帶來大大的提神效果。當然，其對於精神上的疲憊也具有一樣的效果。歐白芷根可以使用在肌膚保養的過程中，但因為具有光毒性，若要在白天將它塗抹在肌膚上時，請務必稀釋到0.7%以下的濃度後再作使用。

花梨木
Rosewood

拉丁學名：*Aniba rosaeodora*
科　　屬：樟科
萃取部位：木心

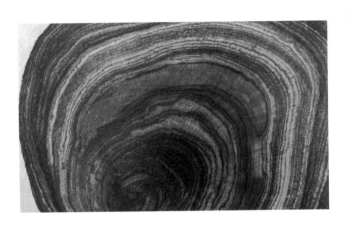

植物簡介

　　因為花梨木的木心呈美麗的洋紅色，因此可以說是和第八脈輪互相呼應的香氣。第八脈輪的普遍象徵意義為——將對自身的愛活用在現實生活當中。而據說，花梨木的香氣能夠重新喚醒我們對愛的感覺。

　　但是，因為其取得越來越不容易，便不斷重複著供給量減少、植物復育、供給量減少……，這樣讓精油來源相當不穩定的循環。這樣的現狀說不定也隱含著某些潛在意義呢!像是「儘管這個事物至今仍然存在，但誰也不能夠保證它能夠持續、永久的

存在下去」、「正因為眼前的事物不會永久存在，才要好好地把握現在」等，你是否也感受到了這樣的訊息呢？

此外，因為花梨木屬於熱帶植物，其成長速度非常快速，就算是年輪比較少的部分，質地也相當堅硬。正因花梨木精油是從如此堅硬的部位萃取而來的，所以它能夠幫助並支持我們創造強力的自我價值感。

不讓我們受他人所影響、幫助我們「保持自我」的香味

若是我們能夠保持明確的價值觀，用自身的愛充實自己，便可以加深我們在各式各樣的人際關係中的學習與經歷，讓身而為人的我們能夠變得越來越成熟。如此一來，恐懼便會逐漸地消失。「如果某人過世的話該如何是好」，只要我們能夠由內而外地給予自己安全感，這樣的依存感也就不會產生了吧。透過逐漸地讓自己保有這樣的狀態，便能夠放下恐懼，理解「人生中只會出現你所需要的人事物」。當我們以「逝者已矣，來者可追」的想法去看待人生的經歷，便能夠讓我們用輕鬆的心情去面對生活，並只和真正必要的人相處在一起。

所謂真正的溫柔，並不是為了他人竭盡全力。

有的時候，我們會因為愛而不得不向對方說出嚴厲的話語。在那個時候，如果我們因為害怕「如果說出這番話，這個人說不定會離開我」，而無法採取行動的話，還不如為了體驗真實的愛，勇敢地向前邁開步伐。即使對方因此而離開了我們，那也就只能這樣吧！或許是因為彼此的緣已盡，但若對方在未來的某個時候，突然意識到我們話語中的真意，他也是有可能會再回來的。

　　所謂的愛自己，就是在生活中貫徹自己的信念以及自己喜歡的事物。而花梨木的香氣能夠幫助我們建立，對實踐愛自己十分重要的自我核心價值。

　　除了梨花木之外，每一支作為第八脈輪的代表性香氣而介紹過的精油，都是能夠幫助我們保護氣場的絕佳夥伴。在外出的時候，使用這些香氣代替香水，或將它們滴在手帕等物品攜帶在身上的話，比較不容易感到疲倦。

❦

推薦的使用方式

　　因為花梨木本身沒有任何的使用禁忌，不管是誰都可以輕鬆享受它的香氣。花梨木精油也能夠使用在敏感肌上，所以很推薦用在肌膚保養的程序中。又因其香氣十分迷人，所以也很推薦用在香氛浴和精油浴中。如果有慢性疲勞困擾的話，請務必在按摩的時候試著使用花梨木，它能夠重新平衡我們疲憊的神經系統，讓我們重新獲得生命活力。

活化第八脈輪的練習

「氣」的補充

試著將我們的意識帶到包覆著身體的能量體上。透過強化抵禦外來能量或細菌病毒的能量場，可以守護我們自身的能量，並讓我們活得更像自己。要讓能量體維持飽滿的狀態，獲取充分的睡眠和積極地活用精油是至關重要的事情。精油，即是植物的氣的結晶，只要每天享受在精油的香氣中，便能夠讓我們自然而然地補足身上所需的氣。

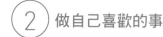 做自己喜歡的事

每一天都選擇並實行讓自己感到快樂及令人興奮的事情，或許就能夠提早意識到自己的使命也說不一定。不要得過且過的過日子。重要的是，有意識地去追尋能夠打動自己心的事物，即使沒有理由，但當自己出現「我很喜歡！這正中我的心！」的感覺時，就試著遵循自己的直覺去行動吧！

運用英文感受脈輪

　　將各脈輪的生命課題以英文的短句來表示的話，就如下面所示。其呈現為「I」＝我是、「do」＝做○○，這樣簡單的結構。

　　我們可以試著將手放在自己需要調整的脈輪對應位置上，並反覆且緩慢地念誦其對應的短句。不管是英文還是中文，只要自己感覺起來沒有違和感就沒有關係。請試著感受該部位慢慢變暖並逐漸活化的感覺。

　　因為第八脈輪大約是位於頭頂上方15公分左右的位置，所以請一邊試著意識該位置，一邊試著實行這個方式看看。

　　第一脈輪（尾椎）：I am（我存在）

　　第二脈輪（丹田）：I feel（我感受）

　　第三脈輪（心窩）：I do（我行動）

　　第四脈輪（胸口正中央）：I love（我愛）

　　第五脈輪（喉嚨）：I speak（我傳達）

　　第六脈輪（額頭正中央）：I see（我看見）

　　第七脈輪（頭頂）：I understand（我知）

　　第八脈輪：I live（活出我自己）

※雖然第八脈位於離開肉體的位置，所以應該要把「I」的概念給消除，不過，就其生命課題「了解『自己究竟是誰』之後，遵循著自己的使命而生活」中的語意來看，我將它解讀為「活出我自己」。

結　語

調整脈輪的平衡並不是什麼特別的事。請不要將它認為是很困難的事情而敬而遠之，我也不希望只是將情報和方法論述完全地硬塞給大家，我只是希望讀者能夠注意並理解每個人都具有的脈輪系統，並且隨時隨地都能夠調整自己的脈輪狀態。

我們不一定要照順序從第一脈輪開始作調整，還有，脈輪通常不會在調整一次過後就一直維持平衡的狀態，需要反覆進行。

調整脈輪是為了要取回「自己本來的樣貌」，最大限度地發揮自己與生俱來的個性和才能。我們具有無限的可能性。因此，經常地去意識脈輪並調整其平衡，可以讓我們的個性更加地熠熠生輝，通往無限的幸福。

只要是有生命之物，都會不斷地持續成長，因此，脈輪的平衡也會不斷地產生變化。或許並沒有所謂完美的平衡和永遠保持不變的脈輪狀態也說不一定。與我們永無止盡的成長一樣，脈輪的平衡也會不斷地產生變化。

因此，我們不需要為了獲得完美的脈輪平衡而竭盡全力，只要將色彩和香氛作為提示，意識到自己應該要專注的脈輪生命課題為何，並試著用會讓自己感到開心、心情愉快的方式來照顧自己。

色彩和香氣能夠在名為「現在」的這個瞬間，帶給我們幸福滿溢的感覺。

如此一來，我們對事情的見解會因而改變，我們會能夠理解，原本被視為是問題的那個狀況，其實是作為「成長的機會」而來到我們的生命當中。

　　在人生中所發生的種種事情，並不是為了讓自己受苦而發生的，而是為了讓自己活得更像自己的試金石。不過，我們一定要至少有過一次「幸福」的經驗，才能夠理解這些困難的事，其實都是為了讓自己注意到真正的幸福而發生的。因為如果我們身處在痛苦中，我們自然而然會只注意到痛苦，若我們身處在幸福當中，我們就能夠注意到幸福。

　　因此，色彩和香氛是相當可靠的存在。

　　讓人感覺到「喜歡！」的色彩和香氛，可以迅速地帶領我們進入「幸福」的世界裡。透過色彩和香氛，我們得以輕易地想起，所謂的幸福究竟是什麼樣的感覺。

　　並且，如果我們在眼前的「現在」感受到幸福的話，這就會成為屬於我們的幸福人生的基盤。

　　創造屬於自己的幸福人生。

　　我們是帶著如此開心的挑戰而誕生於此。

　　那些吸引自己的色彩以及受自己喜愛的香氛，都有與之呼應的脈輪。請試著理解並活用對應脈輪的生命課題，讓自己一點一滴地增加令自己感覺到幸福的瞬間，慢慢地築起最棒的人生吧！

　　當我們每一個人都能夠過著幸福滿溢的人生，這股能量就

會籠罩整個世界，讓整個地球都充滿著幸福的氛圍。請一定要記得，我們每個人都具有讓自己幸福的權力和責任。

在這本書的出版過程中，承續前書，感謝岡田光津子女士又再度完美地提煉出我的思考方式和想法，也感謝擔當此書編輯的福元美月女士，願意接受將脈輪這個難以傳達給一般大眾的概念，作為此書的主題，還有身為BAB JAPAN執行董事的東口敏郎社長，以及其他共同協力的工作人員們，我要獻上我最誠摯的謝意。

此外，我認為，如果沒有學生來學習我的脈輪課程，我也不會對脈輪有如此深刻的體悟，也不會有這本書的問世。所以，我也要向參與過我主講的脈輪講座的所有人，由衷地獻上最真誠的感謝。謝謝各位。

2019年5月

小林　慧

國家圖書館出版品預行編目 (CIP) 資料

提高心靈療癒力的脈輪芳療：用 8 種顏色 x26 支精油，
化解焦慮、不安、高敏的人生，綻放真實自在的自己 /
小林慧著；賴佳妤翻譯 . -- 初版 . -- 新北市：大樹林，
2020.07
　面；　公分 . -- (自然生活；39)
ISBN 978-986-99154-0-3(平裝)
1. 心靈療法 2. 芳香療法
418.995　　　　　　　　　　　　　　109007153

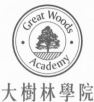

大樹林學院

www.gwclass.com

最新課程 New!
公布於以下官方網站

`Natural Life 自然生活 39`

提高心靈療癒力的脈輪芳療
用 8 種顏色 ×26 支精油，化解焦慮、不安、高敏的人生，綻放真實自在的自己

作　　者 / 小林 慧
翻　　譯 / 賴佳妤
總 編 輯 / 彭文富
編　　輯 / 王偉婷
排　　版 / April (apriloxo.com)
封面設計 / 謝佳穎
校　　對 / 12 舟

出 版 者 / 大樹林出版社
營業地址 / 23357 新北市中和區中山路 2 段 530 號 6 樓之 1
通訊地址 / 23586 新北市中和區中正路 872 號 6 樓之 2
　　　　　電話 / (02) 2222-7270　傳真 / (02) 2222-1270
　　　　　E- mail / notime.chung@msa.hinet.net
網　　站 / www.guidebook.com.tw
FB 粉絲團 / www.facebook.com/bigtreebook

發 行 人 / 彭文富
劃撥帳號 / 18746459　戶名／大樹林出版社
總 經 銷 / 知遠文化事業有限公司
地　　址 / 新北市深坑區北深路 3 段 155 巷 25 號 5 樓
　　　　　電話 / 02-2664-8800　傳真 / 02-2664-8801
本版印刷 / 2024 年 4 月

大樹林学苑─微信

課程與商品諮詢

大樹林學院 ─ LINE

定價：380 元／港幣：127 元　　ISBN 978-986-99154-0-3

探索我的脈輪主題——
香氣、色彩和牌卡的日常療癒

什麼是脈輪？
如何透過脈輪了解我的身心狀態？
如何運用精油活化脈輪？

脈輪是人體的能量中樞，在身體上沿脊椎排列。在古老的
奧秘知識裡，脈輪的能量狀態不僅對應身體疾患，也反映
一個人的心靈狀態。脈輪系統雖是高深的學問，卻不是遙
不可及的修行。本書作者小林 慧以生動的描述，帶領讀者
透過色彩感知和精油香氣，輕鬆認識脈輪，並且透過日常
生活中的脈輪覺察與療癒，改善情緒品質、找到人生方向。

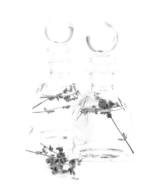

在新書導讀會中，療癒師 Hareen 將從芳療師與靈性工作
者的角度，分享閱讀本書的心得，並根據自身療癒經驗，
進一步討論日常生活中脈輪與身心靈的關係。我們也將透
過簡單的直覺反應，從色彩、香氣和牌卡，探索自己的脈
輪主題，並藉由香氣儀式，體驗日常生活的脈輪療癒方法。

新書導讀：

提高心靈療癒力的脈輪芳療

日期：9 月 12 日 星期六 (台北)
　　　9 月 19 日 星期六 (高雄)
時間：下午 2:00~4:00
報名：請上 www.gwclass.com 報名
備註：15 人以上開課 (上課當天憑書入場)

療癒師 Hareen(鄭百雅)

　芳療師、能量工作者與靈性老師。關
心社會文化、個人成長、自然療法與身
心靈療癒。接觸芳香療法十年有餘，曾
於肯園修習瑞士 Usha Veda 自然療法
學院第一、二階芳香療法專業認證課
程，擔任 Alpha Chi 能量風水顧問、
Insha 療癒師，提供身心療癒、能量風
水、靈性諮詢與芳香療法服務。譯有《英
國 IFA 芳香療法聖經》、《成功調製芳
香治療處方》、《破解精油》、《靈覺醒》
等十餘本書。

歡迎詳閱網站　　微信｜服務窗口